# Die natürliche Sportlerapotheke

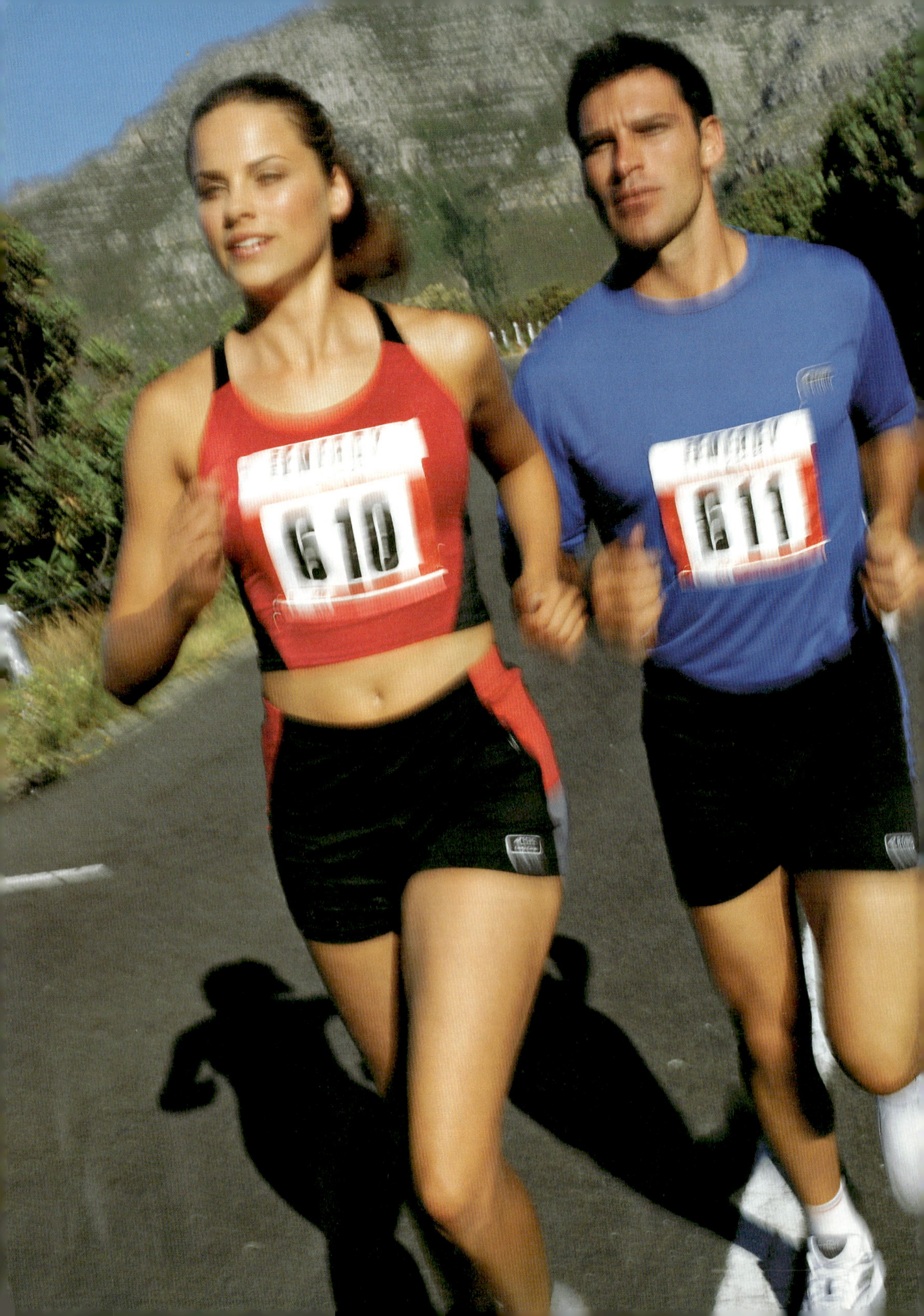
610
611

Dr. Jörg Zittlau
Dieter Trzolek

# Die natürliche Sportlerapotheke

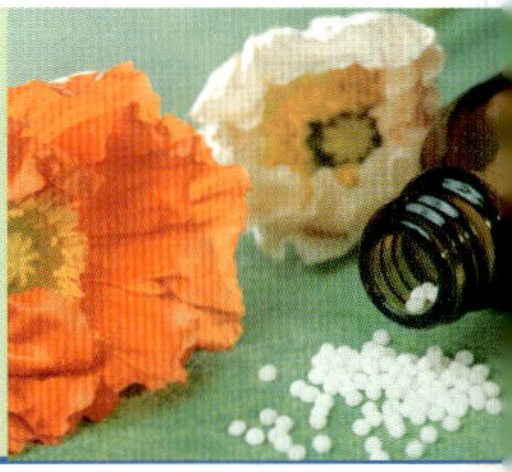

## Die besten Hausmittel für Fitness und Leistungssteigerung

südwest

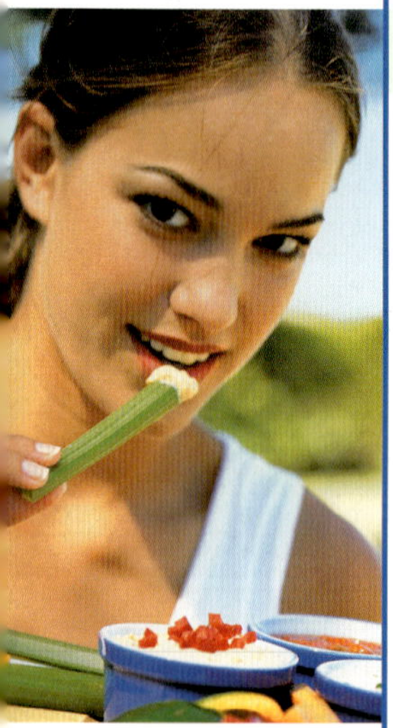

*Verinnerlichen Sie Fitness – mit einem optimierten Speiseplan.*

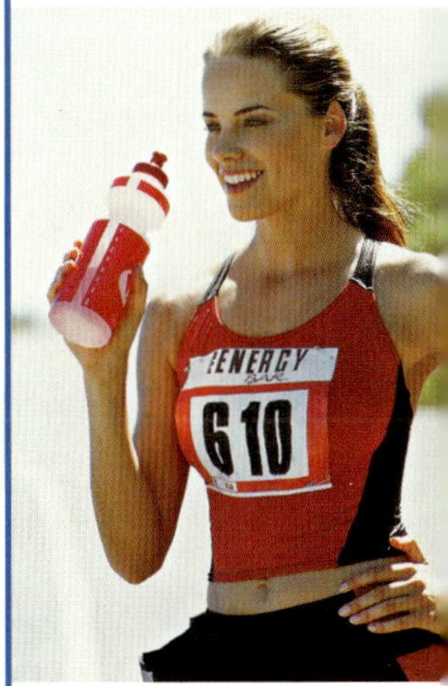


*Ausreichend Flüssigkeit – ein weiterer Baustein für Erfolg im Sport.*

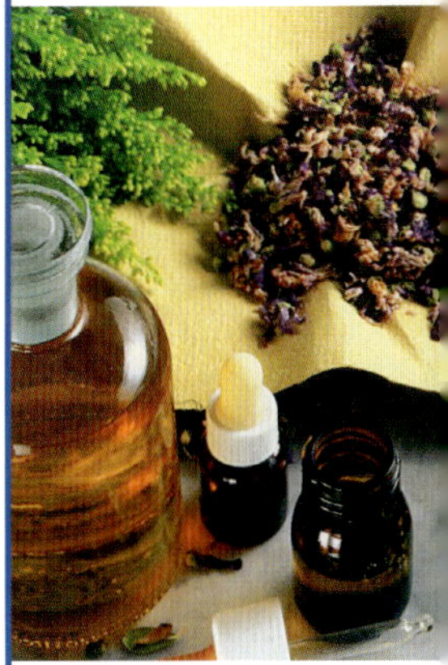

*Die Natur hat eine Menge für die Sportmedizin zu bieten.*

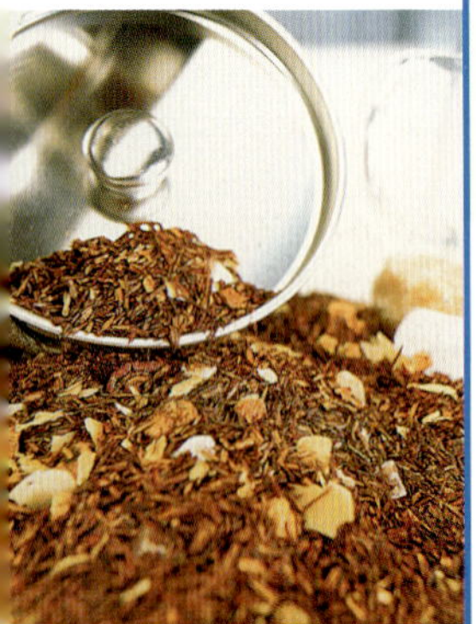

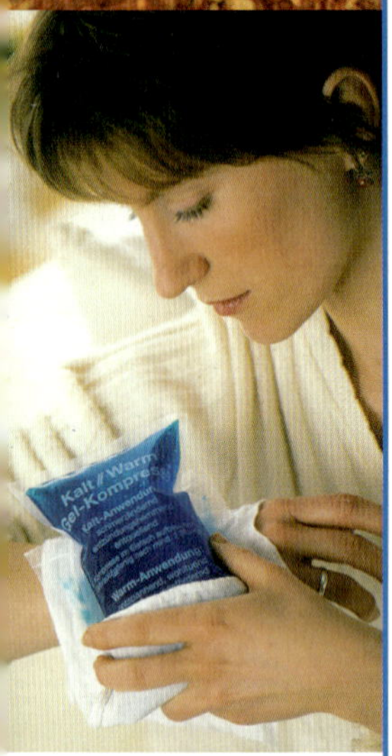


*Hilfe zur Selbsthilfe – so lassen sich Krankheiten und Verletzungen natürlich behandeln.*

## Die natürliche Sportlerapotheke von A bis Z 76

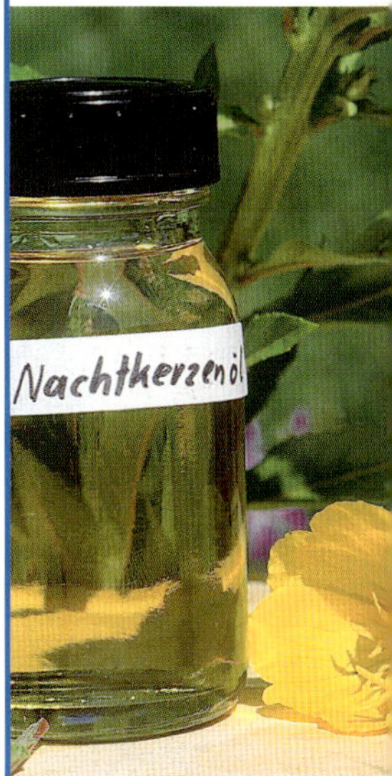


*Heilen auf die sanfte Art – ohne die Nebenwirkungen pharmazeutischer Produkte.*

Statt bei Verletzungen und Krankheiten immer auf die schnellen und meist nebenwirkungsreichen Effekte von Pharmazeutika zu setzen, sollten auch Sportler ihrem Körper mehr Hilfe zur Selbstheilung gönnen – mit Naturheilverfahren.

# Sport & sanfte Medizin

## Fitness – aber natürlich!

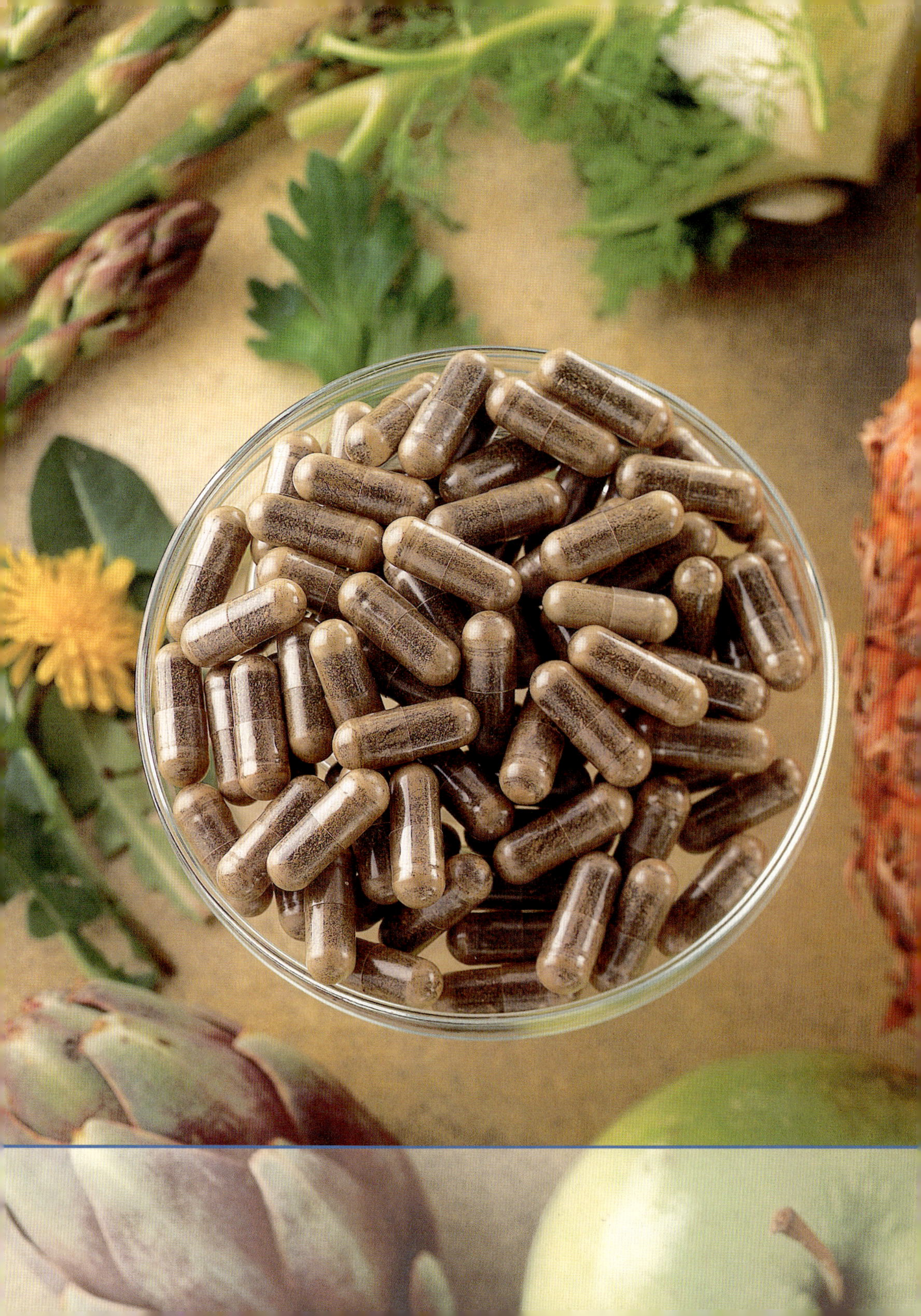

# Sport ist gesund, weil ...

Keine Frage: Sport ist gesund. Denn er kräftigt die Muskeln, sodass diese besser als »orthopädische« Stoßdämpfer und Stabilisatoren sämtlicher Bänder, Knochen und Gelenke im Körper wirken können. Das Herz wird leistungsfähiger, der kräftige Herzmuskel eines Sportlers ist weitaus weniger anfällig für Durchblutungsstörungen und Infarkte als der einer »Couch-Potatoe«.
Auch die Verdauung des Sportlers funktioniert besser, weil sie von der umgebenden Bauchmuskulatur abhängig ist. Und je kräftiger und mobiler diese ist, desto besser kann der Darm den Nahrungsbrei weitertransportieren.

## Mens sana in corpore sano

Bewegungsmangel begünstigt u. a. die Entstehung von Übergewicht, Bluthochdruck, Herz-Kreislauf-Erkrankungen und Verstopfung. Regelmäßiger Sport kann diesen Zivilisationskrankheiten effektiv vorbeugen.

Selbst unser Gehirn profitiert von regelmäßiger Bewegung. Einerseits dadurch, dass Sport die Durchblutung im Gehirn anregt. Andererseits dadurch, dass regelmäßige Bewegung große Areale unserer grauen Zellen auf Trab hält. Der alte Spruch vom gesunden Geist im gesunden Körper zeigt hier wieder, dass er absolut nichts an Wahrheit eingebüßt hat.

# Fitness statt Fettness

Nicht zu vergessen schließlich, dass Sport schlank hält. Weniger dadurch, dass man währenddessen mehr Kalorien verbrennt als beim Sitzen vor dem Fernseher oder Computerbildschirm. Sondern vor allem dadurch, dass wir beim Laufen, Joggen, Tennisspielen oder Rudern Muskelmasse aufbauen, die nicht nur während der Aktion, sondern auch im Ruhezustand einen hohen Kalorienumsatz hat. Mit anderen Worten: Wer sich regelmäßig bewegt, »züchtet« in seinem

Körper Gewebe heran, das sich für den Selbsterhalt ausgiebig aus den Kalorien unserer Nahrung bedienen muss. Mit der Folge, dass weniger Kalorien für die Bildung von Fettdepots übrig bleiben.

### Mach mal Pause!

Sport ist also gesund. Allerdings muss man dazu die betreffende Sportart korrekt ausführen, ganz zu schweigen davon, dass natürlich auch Überforderung alles andere als förderlich für die Gesundheit ist. Was konkret für den Sportler bedeutet, dass er seinen Pausen mindestens genauso viel Aufmerksamkeit schenkt wie seinem Training und seinen Wettkämpfen. Wer beispielsweise dreimal pro Woche joggt, kann nur dann mit guten Fortschritten rechnen, wenn er die drei Einheiten nicht auf drei Tage hintereinander konzentriert, sondern möglichst weit gefächert auf die Woche verteilt. Selbst Leistungssportler, die täglich trainieren, nehmen sich in bestimmten Phasen der Saison immer wieder Pausen, die sie zur Regeneration nutzen. Wobei das natürlich nicht heißen soll, dass sie sich in dieser Pause bloß in der Sonne räkeln. »Aktive Entspannung« ist vielmehr das Stichwort. Was so viel heißt wie Spaziergänge, Jogging, Schwimmen, Gymnastik und Massagen. Und eine Ernährung, die dem Körper seine Energiereserven zurückgibt (siehe Seite 19ff.).

Ausreichend Bewegung schützt vor Übergewicht. Ob sie allerdings auch hilft, wenn bereits zu viele Pfunde auf den Rippen sitzen, ist fraglich. Die meisten Studien zeigen, dass Sport wohl unterstützend bei einer Diät wirken, aber kein vollständiger Ersatz für eine Ernährungsumstellung sein kann.

## Wenn Sport zum Risiko wird

Selbst unter optimalen Bedingungen und bei gewissenhaftester Ausführung seines Sports bleibt jedem Athleten ein Restrisiko für Verletzungen und sportspezifische Erkrankungen. Leistungssportler sind hier besonders gefährdet, doch auch Hobby- und Freizeitsportler trifft es immer wieder. Fast zwei Millionen von ihnen verletzen sich in Deutschland pro Jahr. Am häufigsten betroffen ist das Kniegelenk.

Die Nummer eins unter den verletzungsintensiven Sportarten ist der Fußball. Weil es bei ihm immer wieder zu Körperkontakten zwischen den Spielern kommt, und weil das Fußballspielen an sich für unphysiologische Bewegungsabläufe sorgt: Scherenkräfte etwa, wie sie beim stark angeschnittenen Innenspannstoß im Kniegelenk einwirken, sind eben von der Natur nicht vorgesehen. Aber auch Tennis, Badminton und Squash sind außerordentlich verletzungsintensiv, weil sie den Körper unsymmetrisch belasten und immer wieder ungesunde Bremsbewegungen erfordern.
Und selbst beim vermeintlich harmlosen, weil gleichförmigen und gegnerlosen Joggen kann es zu Beschwerden kommen. Denn im Unterschied zu afrikanischen Naturvölkern saugen wir das lange Laufen nicht mit der Muttermilch auf, sondern erst relativ spät, wenn sich vielleicht schon Übergewicht, muskuläre Dysbalancen und diverse Fehlstellungen im Fußgelenk eingestellt haben und das Laufen zu einem Risiko machen können.

Die hohe Verletzungsrate wird von Sportgegnern immer wieder gern benutzt, um für das »No Sports!« von Winston Churchill zu plädieren. Tatsache ist: Durch Bewegungsmangel und die durch ihn verursachten Erkrankungen entstehen unserer Gesellschaft zehnmal so hohe Kosten wie durch Sportverletzungen!

## Warum Natur besser ist

Die meisten Sportverletzungen sind eher unspektakulär. Dennoch neigen viele Betroffene dazu, ihnen mit rabiaten Maßnahmen zu Leibe zu rücken. Sei es, dass sie sich »fit« spritzen lassen. Sei es, dass sie hoch dosierte Medikamente einnehmen. Sei es, dass sie Salben auf ihre Haut schmieren, die so stark brennen, dass der darunter liegende Sehnen- oder Muskelschmerz gar nicht mehr auffällt. Hauptursache für diese Rabiatmaßnahmen ist Ungeduld. Wobei diese Ungeduld nicht unbedingt vom Athleten selbst an den Tag gelegt wird. Oft sind es auch Funktionäre, Trainer oder – bei jüngeren Athleten – sogar die Eltern, die darauf drängen, die Verletzung möglichst schnell in den Griff zu bekommen – koste es, was es wolle.

Dabei macht es aus vielerlei triftigen Gründen Sinn, Sportverletzungen – so weit es irgend möglich ist – mit natürlichen Methoden zu behandeln:

- **Eines der wesentlichen Ziele der Naturmedizin lautet, den Menschen nicht zu manipulieren, sondern ihn zu dirigieren.** Was konkret heißt, dass der Patient weiter selbst die Fäden seines Heilungsprozesses ziehen soll. Naturmedizin ist also Anleitung zur Selbstheilung. Und das hat zunächst einmal den Vorteil, dass der Patient nicht in Abhängigkeit von problematischen Medikamenten gerät. Nehmen wir als Beispiel dazu eine chronische Entzündung an der Adduktorensehne im Oberschenkel. Manipulieren hieße hier, regelmäßige Spritzen mit Kortison zu setzen, um die Schmerzen zu nehmen und dadurch den Athleten schon bald wieder einsatzfähig zu machen. Der Nachteil an dieser Methode: Sie führt längerfristig zu Aufweichungen an Sehnen, Bändern und Knochen. Natürlicher wäre es, die Sehne mit homöopathischen Salben zu behandeln, auf die Zufuhr entzündungshemmender Biostoffe (wie beispielsweise Enzyme, Vitamin C und E) zu achten und den Adduktormuskel samt seiner Sehne systematisch mit Gymnastikübungen aufzubauen. Dieses Verfahren dauert wohl etwas länger, doch dafür hat es den Vorteil, ohne Nebenwirkungen auszukommen – und die Adduktorensehne widerstandsfähiger gegenüber neuerlichen Verletzungen zu machen. Natürliche Sportmedizin soll ja nicht eine reine Situationsmedizin sein, die bloß auf Verletzungen reagiert, sondern auch eine Präventivmedizin, die den Menschen vor Verletzungen bzw. dem Wiedereintritt von Verletzungen schützt.
- **Kinder und Sportler reagieren überaus empfindlich auf Medikamente.** Was einerseits bedeutet, dass sie recht schnell auf Arzneimittel anspringen. Andererseits heißt es aber auch, dass sie in besonderem Maß anfällig für deren Nebenwirkungen sind. Aus der Tatsache

Überall lauern Fremdstoffe, die unser Immunsystem belasten. So können etwa Vitaminpräparate Stoffe aus der Erdölchemie, Tierkadavern oder genmanipulierten Bakterien enthalten. Ganz zu schweigen davon, dass den synthetischen Vitaminen natürliche Hilfsstoffe fehlen: Vitamin C aus einer Erdbeere wirkt ganz anders als das aus einer Brausetablette!

Nahrungsmittel- und Chemikalienallergien spielen in unserer Wohlstandsgesellschaft leider eine immer größere Rolle. Sie sind auch an der Entstehung vieler Krankheiten (z. B. Gelenkrheumatismus, Herz- und Darmleiden) beteiligt.

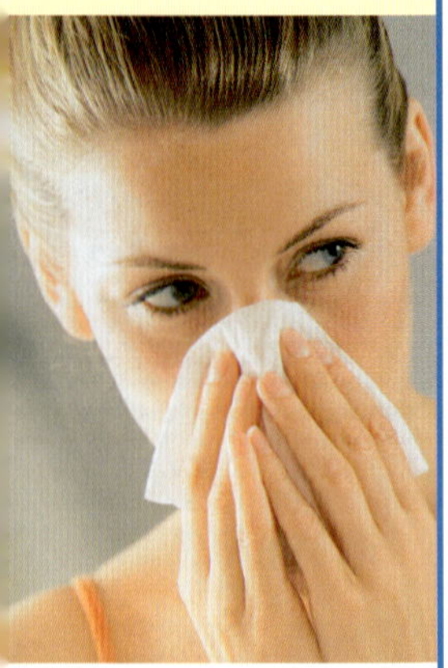

*Pharmazeutika können auch das Risiko für Allergien deutlich erhöhen.*

der besonderen Arzneistoffempfindlichkeit kann man den positiven Schluss ziehen, dass Kinder und Sportler auch sensibler auf natürliche Mittel reagieren. Feinstoffliche Mittel wie etwa die Homöopathie, sanft anregende Kräuterauflagen und auch die blutverdünnenden Enzyme aus dem Speichel des Blutegels – sie können bei Kindern und Sportlern viel mehr ausrichten als bei Menschen, deren Körper oft schon durch konventionelle Mittel abgestumpft ist. Der Sportler sollte ein massives Interesse haben, sich diese Sensibilität seines Organismus zu bewahren. Allerdings: Sofern er immer wieder auf »Fitspritzen« und andere Rabiatmethoden setzt, wird ihm diese Sensibilität verloren gehen – und dann wird er nicht mehr ohne weiteres auf Naturmedizin reagieren.

Daran sollten Sie unbedingt denken, wenn Sie vielleicht gerade – nach dem Motto »ausnahmsweise« oder »nur dieses eine Mal« – mit einer Kortisonspritze liebäugeln, um sich für den nächsten Wettkampf zu präparieren!

▸ **Gerade Leistungssportler sind körperlich immer am Limit.** So sind sie beispielsweise anfälliger als andere für Infekte, weil ihr Immunsystem durch körperlichen und seelischen Stress stark beansprucht wird. Dieser Stress macht sie aber auch anfälliger für Hilfssubstanzen, wie man sie zu Hunderten in konventionellen Medikamenten findet. Denn schon eine ganz einfache Schmerzpille enthält massenweise Hilfsstoffe wie etwa Farb- und Konservierungsmittel sowie Talkum, feinkörnige Zellulosen, Wirkstoffbeschleuniger usw., die dem eigentlichen Arzneistoff zur optimalen Wirkung verhelfen sollen. Für das gestresste Immunsystem eines Sportlers kann all das leicht zu viel werden. Mit der Konsequenz, dass er es in Zukunft noch häufiger mit Infekten zu tun bekommt. Oder aber, dass er noch häufiger allergische Reaktionen wie etwa Dermatitis zeigt – denn Allergien sind generell massiv auf dem Vormarsch.

## Nicht überschätzen!

Zahlreiche gewichtige Gründe sprechen dafür, dass der Sportler bevorzugt auf Naturheilverfahren setzen sollte. Er darf sie aber auch nicht überschätzen. Denn es gibt Verletzungen, die konventionelle Eingriffe wie etwa eine Operation unumgänglich machen. Allerdings können auch hier Naturheilverfahren in der späteren Rehabilitation eine wertvolle Hilfe sein.

Weiterhin darf auch der Anhänger von Naturheilverfahren keinesfalls seine eigene Diagnosefähigkeit überschätzen. So hat es beispielsweise nur wenig Sinn, als Patient selbst an einer entzündeten Achillessehne herumzudoktern, wenn die eigentliche Ursache für die Entzündung ein erkrankter Zahn oder eine Mandelentzündung ist.

In solchen Fällen sollte man die Hilfe eines erfahrenen Sportarztes oder Heilpraktikers suchen. Wobei nicht zwangsläufig diejenigen die besten sein müssen, die über die kostspieligsten Apparaturen in ihren Praxen verfügen.

Bei der Auswahl der Hausmittel in diesem Ratgeber wurde darauf geachtet, dass sie über eine wissenschaftliche Basis verfügen. Genauso wichtig war aber die Volksmedizin. Denn sie bietet Mittel, deren Wirkung bisher wissenschaftlich nicht belegt wurde, die aber schon lange mit Erfolg angewendet werden. An ihnen kommt ein seriöser Therapeut nicht vorbei!

## Von der Kunst des Heilens

Gute Sportärzte erzielen mit Hilfe ihrer tastenden Finger mitunter präzisere Diagnosen als ein Röntgenbild. Und man hat schon Heilpraktiker erlebt, die per Wünschelrute oder Pendel versteckten Krankheitsherden auf die Schliche gekommen sind.

Denn letzten Endes steht und fällt die Qualität einer Diagnose oder Therapie mit der Qualität des Therapeuten und nicht mit den Kosten für seine Apparaturen. Gewissenhafte, verantwortliche und vorausblickende Medizin ist eben vor allem eines, nämlich eine Heil-Kunst im wörtlichen Sinn. Daran haben auch die – sicherlich zum Teil verdienstvollen – Fortschritte in der wissenschaftlichen Medizin nur wenig ändern können.

Angebliche »Wundermittel« aus den Pharmalabors richten großen Schaden an – hier erfahren Sie, wie man mit dem richtigen Speiseplan und optimaler Trainingsvorbereitung vernünftig zu mehr Power kommt.

# Natürliches »Doping«

## Die besten Wege zur Leistungssteigerung

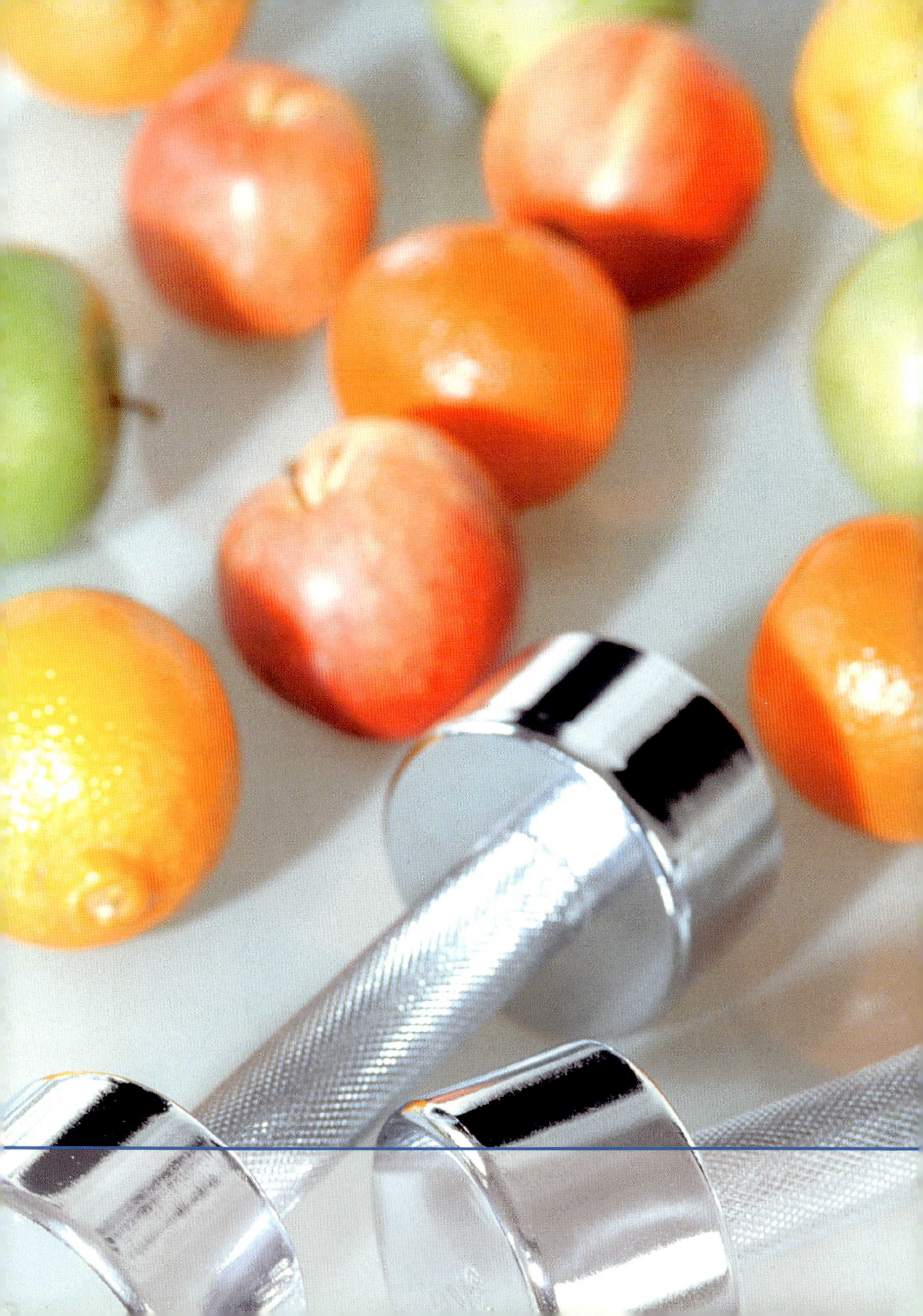

# Finger weg von Spritzen und Pillen!

Doping mit verbotenen Mitteln ist schon lange kein bloßes Problem des Leistungssports mehr. Nach einer Studie der Universität Lübeck hat etwa ein Viertel der deutschen Männer, die sich in Fitness- und Bodybuildingstudios tummeln, Erfahrung mit Anabolika, die den Muskelaufbau beschleunigen. Indizien für den gestiegenen Missbrauch liefert auch der Zoll. Denn hier finden Beamte immer mehr Anabolika und Aufputschmittel wie Ephedrin in den Urlaubskoffern. Es soll hier nicht über die moralischen Aspekte des Dopings diskutiert werden. Tatsache ist, dass die üblichen Dopingmittel allesamt eine Reihe von Nebenwirkungen haben. Denn egal, um welches Dopingmittel es sich handelt, es bringt den Körper – und meist auch die Psyche – aus der Balance. So fördern Anabolika wohl den Aufbau von Muskelmasse, doch die Sehnen der Muskeln wachsen nicht so schnell, weswegen es dort bei Anabolikakonsumenten öfter zu Reizungen und Rissen kommt.

Und die Psyche leidet, weil die hormonellen »Muskelpusher« das sensible Hormongleichgewicht stören und auf diese Weise für Verhaltensauffälligkeiten sorgen, die bisweilen sogar neurotische oder kriminelle Züge annehmen.

Unter Doping (übrigens vom Zulu-Wort »doop« = berauschender Schnaps abgeleitet) versteht man den Gebrauch körperfremder Mittel in jeder Form und den Gebrauch körpereigener Mittel in völlig übersteigerter Dosis.

## Aus der Balance geraten

Ähnliches gilt auch für andere Mittel, die auf der Dopingliste stehen. Sie alle bringen die psychisch-körperliche Balance aus dem Gleichgewicht, und das hat im eigentlichen Sinn gar nichts mit Leistungssteigerung zu tun. Denn ein Mensch, der nicht in Balance ist, mag kurzfristig auf einem eng begrenzten Gebiet seine Leistung steigern können – doch langfristig geht es mit ihm nur bergab. Man hat schon viele Athleten erleben müssen, die es per Spritze oder Pille kurzfristig schafften, ein paar Zehntel Sekunden schneller zu laufen oder beim Ballspiel ein paar Minuten länger die Konzentration halten zu können. Doch längerfristig zahlten sie alle ihren Tribut: indem ihr Körper immer mehr von Verletzungen heimgesucht wurde; indem sich Verhaltensänderungen wie übersteigerte Aggressionen oder auch Lethargien einstellten (und beides kann man im Sport nicht gebrauchen); oder auch, indem sich Beschwerden und Krankheiten zeigten wie etwa Impotenz, Akne, Schlafstörungen, Depressionen, Leberzirrhose und Infarkte.

Ganz zu schweigen davon, dass diese Menschen gezwungen sind, permanent zu lügen (weil Doping ja verboten ist) – und das sorgt für einen enormen leistungsmindernden Stress, selbst bei den hartgesottenen Dopingsündern.

Also: Finger weg von Spritzen und Pillen aus den Pharmalabors, die angeblich Ihre Leistung steigern sollen! Hören Sie nicht auf all die Einflüsterer und selbst ernannten Experten, die Ihnen Wundermittel zur Leistungsexplosion verheißen! Es gibt auch natürliche Wege zu mehr Power und Erfolg.

Die Analysemethoden in Sachen Doping sind in den letzten Jahren immer besser geworden. Und wer einmal als Dopingsünder bekannt wurde, hat in der Regel seinen Ruf bei Sportkollegen und Publikum verwirkt.

# Sport & Ernährung

Sicherlich spielt die Ernährung eine Hauptrolle, wenn es um natürliche Maßnahmen zur Leistungssteigerung des Sportlers geht. Ein Kraftsportler, der seinen Speiseplan mit zu wenig Proteinen anreichert und stattdessen Marmeladenbrötchen zum Frühstück und Pommes frites zum Mittagessen isst, wird kaum Erfolg haben.

Ähnliches gilt für den Ausdauersportler, der in seinen Speisen an Kohlenhydraten spart und lieber auf Wurstbrote zum Frühstück und fette Steaks zum Mittagessen setzt.

### »Geldgrab« Nahrungsergänzung

Eine andere Tatsache ist jedoch, dass nicht wenige Freizeitsportler dazu neigen, der Ernährung eine überdimensionale Rolle zuzuschreiben. Dadurch verkrampfen sie, und das führt letzten Endes dazu, dass ihre Leistung nachlässt.

Auch gibt es immer wieder Hobbysportler, die massenweise Nahrungsergänzungsmittel in Form von Vitamintabletten, Eiweißpulvern und Kohlenhydratriegeln in sich hineinstopfen. Eine unnötige Geldverschwendung! Denn wer zwei- bis dreimal die Woche trainiert und hin und wieder einen Wettkampf bestreitet, braucht keine solche Nahrungsergänzung! Es sei denn, dass er sich ansonsten sehr schlecht ernährt – doch gerade das ist bei Sportlern ausgesprochen selten der Fall: Denn wer einmal beschlossen hat, sich regelmäßig zu bewegen, achtet in aller Regel auch auf eine halbwegs gesunde Ernährung. Allenfalls für Leistungssportler sind Nahrungsergänzungsmittel sinnvoll – und auch die sollten dann so weit wie möglich natürlichen Ursprungs sein.

Gerade Sportler gehören zu den beliebten Zielgruppen der Lebensmittelindustrie, wenn es darum geht, Nahrungsmittel mit so genanntem Zusatznutzen zu verkaufen. Voll im Trend sind zurzeit die Sportlerriegel, die als überdurchschnittlich ergiebige Energielieferanten gepriesen werden.

## Der Eiweißbedarf des Sportlers

Muskeln bestehen aus Eiweiß, und da trainierte Sportler nun einmal mehr Muskeln haben als Nichtsportler, kursiert nach wie vor hartnäckig die Überzeugung, dass Sportler einen erhöhten Eiweißbedarf hätten. Diese These ist jedoch nichts als ein uraltes Vorurteil. Denn der tägliche Eiweißbedarf eines Menschen liegt bei 0,8 Gramm pro Tag und Kilogramm Körpergewicht, also bei insgesamt 47 bis 60 Gramm

Eiweiß pro Tag. In Trainingsphasen mit gesteigertem Muskelaufbau ist dieser Bedarf zwar erhöht, doch selbst wenn man hierbei eine (deutlich zu hoch angesetzte) Steigerungsquote von einem Viertel (25 %) berücksichtigt, kommt man nicht auf mehr als 60 bis

## Biologische Wertigkeit ausgewählter Nahrungsmittel

| | | | |
|---|---|---|---|
| Ei | 100 | Rindfleisch | 92–96 |
| Fisch | 94 | Milch | 88 |
| Käse | 80–88 | Soja | 84 |
| Roggen | 76 | Bohnen | 72 |
| Reis | 70 | Kartoffel | 70 |
| Erbsen | 56 | | |

Wenn man bestimmte Nahrungsmittel geschickt miteinander kombiniert, lässt sich die Wertigkeit sogar auf Werte jenseits der 100 steigern:

| | |
|---|---|
| Bohnen (52 %)/Mais (48 %) | 101 |
| Milch (75 %)/Weizen (25 %) | 105 |
| Ei (68 %)/Weizen (32 %) | 118 |
| Ei (71 %)/Milch (29 %) | 122 |
| Ei (35 %)/Kartoffel (65 %) | 137 |

Es ist also durchaus möglich, über eine laktovegetarische Kost ohne Fleisch und Fisch auf gute Eiweißbilanzen zu kommen. Und dazu ist es nicht notwendig, die Mischungsverhältnisse, wie sie etwa in der obigen Tabelle angegeben sind, penibel nachzubauen. Wer sich zum Frühstück ein Weizenmüsli mit Milch oder Joghurt und zum Mittagessen eine kräftige Portion aus Erbsen, Bohnen und Mais genehmigt, hat gute Chancen auf eine positive Eiweißbilanz.

Der Blick auf die Zutatenliste offenbart, was wirklich drin ist in vielen Sportlerriegeln: in erster Linie Fett, einige Produkte kommen sogar auf 48 Prozent Fettanteil! Von diesem Stoff brauchen Sportler eher wenig. Achten Sie vielmehr darauf, dass der Riegel große Mengen an Kohlenhydraten enthält.

80 Gramm. Und diese Mengen werden bereits mit der durchschnittlichen Mischkost des Normalbundesbürgers locker erreicht. Denn schon eine Portion (200 Gramm) normales Schweinefleisch enthält über 40 Gramm Protein, und wer dann noch eine Portion Erbsen (über 13 Gramm Protein) und Nudeln (über 24 Gramm Protein) dazu verzehrt, kommt bereits beim Mittagessen auf seinen täglich benötigten Proteinbedarf.

Fazit: Eiweißprodukte sind in der Regel für den Sportler nicht sinnvoller als ein Kasten Bier! Wer nicht gerade extreme Kraftsportarten wie Bodybuilding und Gewichtheben betreibt, kann guten Gewissens darauf verzichten.

Immer wieder berichten Sportler, durch Eiweißpräparate zu einer Leistungsexplosion gekommen zu sein. Wahrscheinlich handelt es sich hier um einen Plazeboeffekt: In wissenschaftlichen Studien steigerten Sportler ihre Leistungsfähigkeit um 30 %, obwohl sie nur ein wirkungsloses Plazebo (Scheinmedikament) erhalten hatten, das ihnen als hocheffektives Nahrungssupplement angepriesen wurde.

## Fleischlos geht's auch

Allen Vorurteilen zum Trotz: Selbst sparsame Fleischesser oder auch sehr strenge Vegetarier können es schaffen, ihre Eiweißbilanz gut abzusichern. Zwar enthalten pflanzliche Produkte weniger und auch schlechter verwertbare Proteine als Speisen tierischen Ursprungs, doch wenn man sie geschickt kombiniert, taugen auch sie zu ergiebigen Eiweißlieferanten.

Für diese Kombinationen muss man freilich die so genannte biologische Wertigkeit der einzelnen Nahrungsmittel kennen. Mit dieser Ziffer wird angegeben, wie viel Gramm Eiweiß unser Körper aus 100 Gramm des betreffenden Nahrungseiweißes aufbauen kann. Einige Beispiele hierzu können Sie der Tabelle auf Seite 21 entnehmen. Je höher die biologische Wertigkeit eines Eiweißstoffs, desto weniger braucht unser Organismus davon, um unsere Eiweißbilanz aufrechtzuerhalten.

Grundsätzlich gilt: Tierische Nahrungsmittel haben in aller Regel eine deutlich höhere Wertigkeit. Doch auch einige pflanzliche Speisen erzielen hohe Eiweißwertigkeiten.

## Spanische Tortilla – Eiweißpower für Sportler

Zutaten für 1 Person

200 g Kartoffeln | 1 kleine Zwiebel | 1 EL Olivenöl | 200 g Tiefkühlgemüse mit Mais und Bohnen | 2 Eier | Salz | Pfeffer | 1 Prise geriebene Muskatnuss | 1 TL Estragon

**Zubereitung** Die Kartoffeln nicht schälen, aber von grünen oder schwarzen Stellen befreien. Dann in kleine Würfel schneiden. Die Zwiebel abziehen und klein hacken. Das Öl in der Pfanne erhitzen, bei mittlerer Hitze Kartoffeln und Zwiebel darin andünsten. Dann das Tiefkühlgemüse zugeben. Die Eier gründlich verquirlen und kräftig würzen. Die Mischung über die Kartoffeln und das Gemüse gießen, etwa 6 Minuten lang stocken lassen. Mit Hilfe eines großes Tellers umwenden und die andere Seite goldgelb backen. Innen sollte die Tortilla noch weich sein.

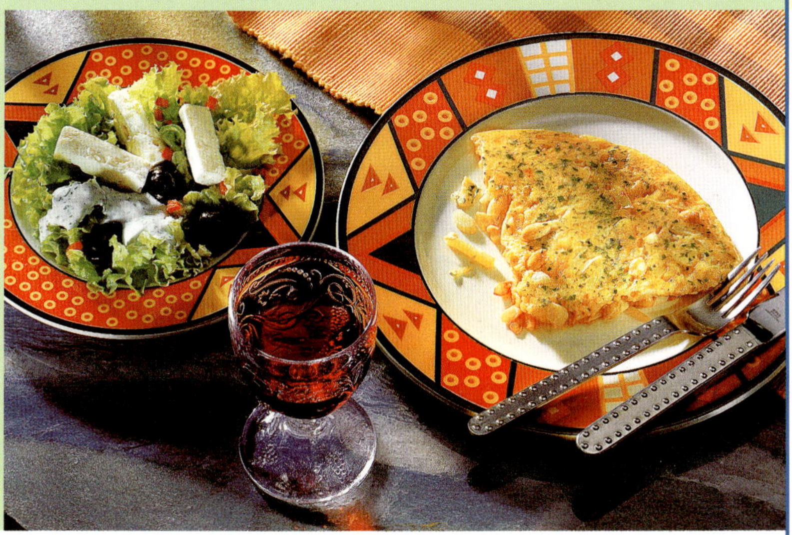

Muskeln bestehen zu 80 % aus Wasser. Auch Kraftsportler bauen meist nicht mehr als zwei Kilogramm Muskelmasse pro Jahr auf. Dazu benötigen sie, wenn man den Wasseranteil abzieht, 400 Gramm Protein, also ca. 1,1 Gramm Eiweiß pro Tag. Diese Minimenge erreicht man auch ohne teure Eiweißdrinks.

# Der Kohlenhydratbedarf des Sportlers

Führen Sie sich vor, während und nach dem Sport ausreichend Kohlenhydrate zu. Etwa drei Stunden vor einer Belastung sollte eine kohlenhydrathaltige Mahlzeit mit 80 bis 120 Gramm komplexen Kohlenhydraten (z. B. Müsli, Vollkornbrot, Reis, Vollkornnudeln, Gemüse) verzehrt werden. Kleinere Portionen können noch 60 bis 90 Minuten vor dem Sport aufgenommen werden.

Kohlenhydrate bilden die vorrangige Energiequelle unseres Körpers, und da ein Sportler besonders viel Energie braucht, müssen Kohlenhydrate eine besondere Rolle in seinem Speiseplan spielen.

Kohlenhydrate werden in unserem Körper in den so genannten Glykogenspeichern von Muskeln und Leber angesammelt. Das oberste Ernährungsziel muss daher lauten, diese Speicher möglichst konstant gefüllt zu halten, damit uns während der sportlichen Betätigung nicht »der Saft ausgeht«. Freizeitsportler schaffen das in der Regel schon, indem sie den Kohlenhydratanteil ihrer Nahrung auf über 50 Prozent anheben.

Wichtig ist dabei aber auch, die Betonung auf komplexe Kohlenhydrate (also Mehrfachzucker) zu legen, und nicht auf die einfachen Zucker, wie sie etwa in Süßwaren, Cola- und Limonadengetränken zu finden sind. Denn nur komplexe Zucker gewährleisten eine ausreichende Füllung unserer Glykogenspeicher. Bei einfachen Zuckern kann es passieren, dass die Bauchspeicheldrüse mit massiven Insulinreaktionen antwortet, um unseren Blutzuckerspiegel vor ungesunden Abweichungen zu schützen. Und am Ende dieser Reaktion steht meist die Umwandlung und Ablagerung dieses zugeführten Einfachzuckers in Körperfett!

Leistungssportler im Ausdauerbereich, mit Belastungen von mehr als 30 Minuten, müssen auch während des Sports auf die Kohlenhydratzufuhr achten. Hier können dann ausnahmsweise Sportlerdrinks und -riegel mit hohem Kohlenhydratanteil (mehr als 50 Prozent) sinnvoll sein. Gut bekömmlich und eine hervorragende Energiequelle ist außerdem die Banane. Andere Obstsorten wie etwa Äpfel sind weniger geeignet, da sie fast nur Einfachzucker enthalten und zudem den Magen übersäuern.

## Nahrungsmittel mit hohem Anteil an Mehrfachzuckern

| **Backwaren** | **(g je 100 g)** |
|---|---|
| Haferflocken | 60,5 |
| Knäckebrot, Roggen | 64,0 |
| Knäckebrot, Weizen | 66,5 |
| Puffmais | 67,0 |
| Reismehl | 77,8 |
| Salzstangen | 74,5 |
| Zwieback | 72,5 |
| | |
| **Gemüse und Obst** | |
| Erbsen, reif | 54,0 |
| Linsen, reif | 50,8 |
| (Konserven dieser Gemüsesorten enthalten nur noch ein Fünftel des Anteils an Mehrfachzuckern) | |
| Gekochte und geschälte Kartoffeln | 16,3 |
| Kartoffelklöße | 18,4 |
| Kartoffelpuffer | 24,6 |
| Banane | 2,7 |
| | |
| **Nüsse, Samen und Teigwaren** | |
| Erdnuss | 5,5 |
| Cashewnuss | 13,2 |
| Sonnenblumenkerne | 10,0 |
| Vollkornnudeln | 58,0 |

Kohlenhydrate werden nur dann optimal in unseren Glykogenspeichern eingelagert, wenn reichlich Kalium vorhanden ist. Es findet sich vor allem in Gemüse – und in der Banane. Weswegen die Banane nicht nur wegen ihrer Kombination aus komplexen und einfachen Kohlenhydraten, sondern auch wegen ihres Kaliums eine optimale Energiequelle für Sportler ist.

# Der Fettbedarf des Sportlers

Fette haben in heutiger Zeit ein schlechtes Image, sie gelten als Auslöser von Übergewicht, Darmkrebs, Diabetes mellitus und Herz-Kreislauf-Erkrankungen. Für den Sportler treffen diese Vorbehalte jedoch nicht unbedingt zu. Denn bei Belastungen von geringer und mittlerer Intensität werden Fette von Beginn an – neben den Kohlenhydraten – zur Energiegewinnung herangezogen. Ihr Anteil daran nimmt im weiteren Verlauf immer mehr zu: Durchtrainierte Ausdauersportler decken bei mehrstündiger Muskelarbeit bis zu 90 % der Energie aus dem Fettstoffwechsel!

Im Unterschied zu Kohlenhydraten benötigen Fette zu ihrer Verbrennung relativ viel Sauerstoff. Bei lang andauernden Tätigkeiten spielt dies kaum eine Rolle. Bei kurzen sportlichen Tätigkeiten von hoher Intensität müssen wir jedoch auf den Kohlenhydratstoffwechsel zurückgreifen – hier ist die Fettverbrennung einfach zu träge und sauerstoffintensiv.

Für den Sportler liegt die Bedeutung des Fettstoffwechsels außerdem darin, dass er ihm hilft, die wichtigen Kohlenhydrat- bzw. Glykogenspeicher zu schonen. Je größer der Anteil der Fettverbrennung, desto weniger Glykogenreserven werden aufgebraucht. Die so gesparten Glykogene stehen dann für Belastungsspitzen wie Zwischen- und Endspurts zur Verfügung.

Nichtsdestoweniger leiden wir heute in der alltäglichen Ernährung allzu oft an starkem Fettüberschuss. Vor allem gesättigte Fettsäuren aus Tierprodukten sind überbetont. Dies erhöht nicht nur das Risiko von zahlreichen Erkrankungen, sondern senkt auch die Leistungsfähigkeit – denn wenn der Fettstoffwechsel überrepräsentiert ist, wird der Kohlenhydratstoffwechsel »an die Wand gedrückt«. Für den Athleten ist das von großem Nachteil, denn ihm stehen dann weniger schnell verfügbare Energien zur Verfügung, was sich gerade für Sportarten wie Tennis und Fußball, in denen die Intensität immer wieder stark wechselt, geradezu als Leistungskiller erweisen kann.

Der Fettanteil in der Sportlerernährung sollte daher nicht mehr als 30 % betragen, das entspricht etwa 80 bis 100 Gramm. 50 bis 70 % davon sollten aus einfach und mehrfach ungesättigten Fetten bestehen. Letzteres bedeutet, dass wir den Anteil an pflanzlichen Fetten sowie Fischfett deutlich anheben und den Anteil an tierischen Fetten deutlich senken müssen.

## Der richtige Umgang mit Fetten

- Bauen Sie mehr pflanzliche Öle (vor allem Olivenöl und aus Nüssen) in Ihre Ernährung ein!
- Mindestens ein-, besser zweimal die Woche sollten Sie ein Fischgericht auf den Tisch bringen! Fischöl gilt als wirksamer Schutz vor Entzündungen.
- Meiden Sie Nahrungsmittel mit versteckten tierischen Fetten! Dazu zählen Salami und andere Wurstwaren, Kuchen, Gebäck, Torten, Schokolade und Pommes frites.
- Braten Sie nur mit ungehärteter Margarine, Butter oder Pflanzenöl; hier eignet sich wegen seiner großen Hitzebeständigkeit vor allem Olivenöl.
- Erhitzen Sie beim Braten die Fette nicht über 150 °C! Denn das führt zur Freisetzung aggressiver Substanzen (freier Radikale).
- Verwenden Sie zum Frittieren nur reine Pflanzenfette!
- Lagern Sie Speiseöle und -fette kühl und vor Licht geschützt!

Es ist kaum sinnvoll, Freizeit- und Leistungssportler vorschnell mit Vitaminpräparaten einzudecken. Denn man weiß in der Regel nicht, wie deren konkreter Vitaminbedarf aussieht.

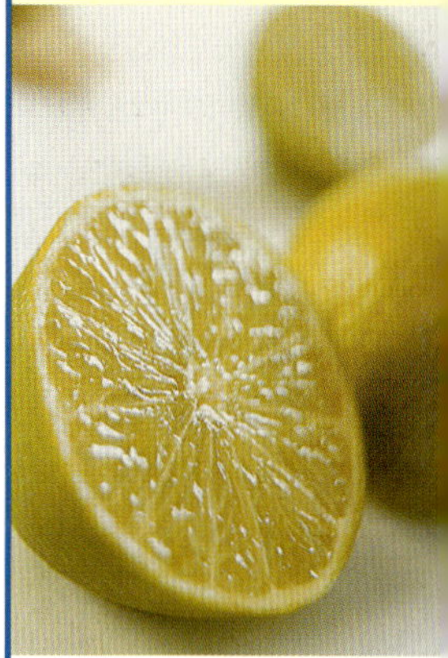

*Nur zweitklassiger Ersatz – kein Vitaminpräparat kommt an das Original aus der Natur heran.*

# Der Vitaminbedarf des Sportlers

Dass Sportler aufgrund ihrer gesteigerten körperlichen Aktivität mehr Vitamine als andere Menschen brauchen, ist klar. Doch ob sie von Extraportionen in Form von Vitaminpräparaten profitieren, ist ungeklärt. Die in Extremsportarten wie Bodybuilding und Triathlon üblich gewordenen Megadosierungen von 1000 Milligramm Vitamin C oder 10 Milligramm Thiamin scheinen sinnlos zu sein. Wissenschaftlich eindeutige Daten liegen dazu jedenfalls nicht vor, auch wenn viele

Athleten auf ihre tägliche »Vitamindröhnung« schwören. Außerdem: Hochleistungssportler sind wohl nur die wenigsten von uns. Wer zweimal pro Woche joggt oder ins Squashcenter geht, braucht keine Vitaminzusätze. In diesen Leistungsbereichen reicht die übliche Mischkost vollkommen aus.

Im Hochleistungsbereich gibt es Hinweise auf die leistungsfördernde Wirkung von Vitaminen, aber immer noch existieren keine eindeutigen Fakten dazu, welche Vitamine in welcher Dosierung benötigt werden. In manchen Büchern werden zwar Empfehlungen gegeben, doch die beruhen allenfalls auf Schätzungen, nicht aber auf konkretem Wissen. Wenn etwa für Kraft- und Schnellkraftsportler 10 bis 15 Milligramm Pyridoxin (Vitamin B6) pro Tag empfohlen werden, können dies seriöse Ernährungswissenschaftler und Sportmediziner nicht nachvollziehen – solche Mengen entsprechen mehr als dem Fünffachen des Tagesbedarfs! Und es ist keinesfalls so, dass ein Sprinter oder Diskuswerfer den fünffachen Eiweißumsatz (für den ja Vitamin B6 in erster Linie benötigt wird) eines Nichtsportlers hat.

Viel nützlicher als die Einnahme von Vitaminen aus den Pharmalabors ist ein Ernährungsplan, der nicht nur viele Vitamine enthält, sondern auch dafür sorgt, dass sie nicht vernichtet werden.

Nach dem Motto »Irgendwas wird schon helfen« zur Multivitaminpille zu greifen, ist nicht ungefährlich: Denn vor allem die fettlöslichen Vitamine A, D, E und Beta-Karotin können eine ganze Reihe von Nebenwirkungen haben.

## Der richtige Umgang mit Vitaminen

- Jeden Tag ein Stück Obst und zwei Portionen Gemüse, am besten einmal als Rohkost und einmal als Gemüsebeilage.
- Kein Obst und Gemüse aus Dosen, denn dort finden sich nur noch Bruchteile der ursprünglichen Vitaminration! Meiden Sie auch Fertiggerichte und Tütensuppen. Es gilt: Je mehr industrielle Verarbeitung, desto größer der Vitaminverlust.
- Am vitaminreichsten sind frisches Obst und Gemüse, die möglichst kurze Transportwege und Lagerzeiten hinter sich haben. Bei einigen

Gemüsesorten wie Grünkohl und Erbsen kann allerdings Tiefkühlkost die vitaminreichere Alternative sein. Bei der Frischware sollte man den Obst- und Gemüsehändler fragen, wo und unter welchen Bedingungen er seine Obst- und Gemüsewaren einkauft. Bleibt er die Antwort schuldig, geht man besser woanders hin.

- Verzichten Sie auf langes Erhitzen, denn das zerstört viele Vitamine! Bei Thiamin (Vitamin B1) können durch Erhitzen bis zu 70 % verloren gehen, bei Folsäure 90 %. Ähnliche Werte gelten auch für Vitamin C. Wer etwa seine Kartoffeln schält und danach 20 Minuten ins kochende Wasser legt, riskiert sogar einen Totalverlust des immunstärkenden Vitamins.
- Auch wenn langes Kochen Vitamine kostet: Rohkost ist nicht immer das einzig Wahre! Möhren und Tomaten etwa gewinnen, wenn man sie zerkleinert und danach – mit etwas hochwertigem Fett – schonend gart. Im rohen Zustand könnten wir ihr Beta-Karotin nicht richtig verwerten.

Die Vitamine A, D und E sowie die Vitamin-A-Vorstufe Beta-Karotin sind fettlöslich, werden also nur unter Anwesenheit von Fett vom Körper optimal verwertet. Aber der Verdauungstrakt enthält in der Regel genug Fette aus vorherigen Mahlzeiten, um das Beta-Karotin lösen zu können.

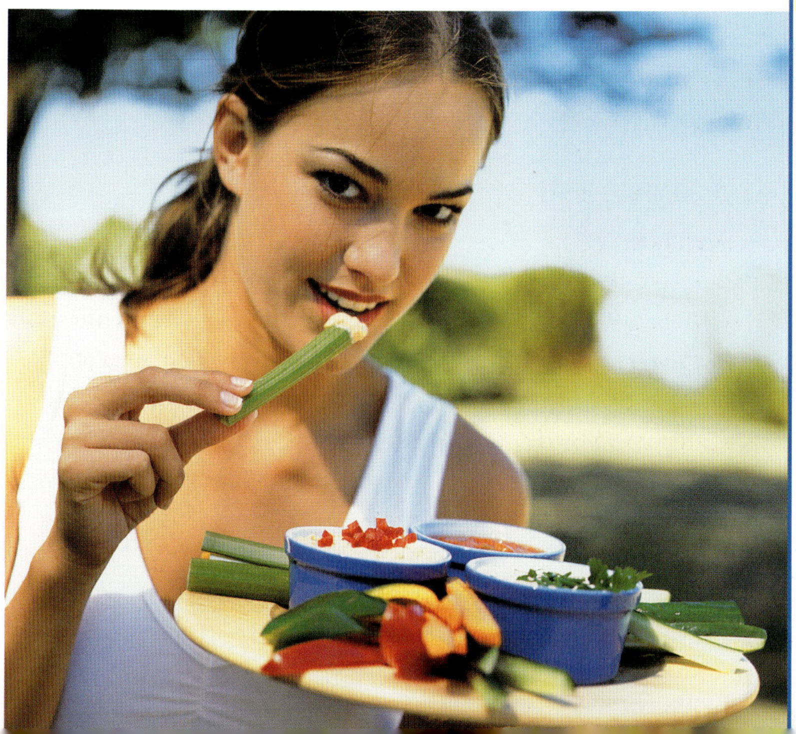

*Knackig-frisch und köstlich – frisches Gemüse sollten Sie sich Ihrer Gesundheit zuliebe täglich gönnen.*

Wir nehmen im Lauf des Tages genug Fette auf, sodass die Vitamine fast nie auf eine »fettfreie Zone« in unseren Verdauungswegen treffen. Außerdem finden sich die fettlöslichen Vitamine in den Nahrungsmitteln überwiegend kombiniert mit reichlich Fett. So ist Vitamin E in Speiseölen und Nüssen, Vitamin A in Fleisch und Wurst und Vitamin D in Fleisch, Wurst und Milchprodukten enthalten.

▸ Dämpfen gehört zu den schonendsten Zubereitungsarten. Dazu gießt man ein bis zwei Tassen Brühe in einen Topf. Nach Belieben können Gewürze und Kräuter dazugegeben werden. Das Gemüse kommt dann in einen Siebeinsatz, der entweder in den Topf gehängt oder – wenn er über Füßchen verfügt – in den Topf gestellt wird. Anschließend den Deckel auflegen und die Flüssigkeit zum Kochen bringen. Das Gemüse wird dann bei mittlerer Hitze im aufsteigenden Wasserdampf gegart. Wichtig: Den Deckel beim Dämpfen nicht abheben, sonst entweicht Dampf, und der Garprozess wird unterbrochen, was zu erheblichen Qualitätseinbußen beim gegarten Gemüse führen kann. Zum Dämpfen geeignet sind z. B. Wirsing, Spitzkohl, Zuckerschoten, Mais und Blumenkohl.

▸ Ein weiteres schonendes Zubereitungsverfahren ist Blanchieren. Das Gemüse wird kurze Zeit in reichlich Wasser »schockgekocht«. Blanchiert wird Gemüse, das schnell gar ist oder danach weiter verarbeitet (z. B. tiefgefroren) werden soll. Man braucht dazu einen möglichst großen Topf, denn je größer die kochende Wassermenge, desto weniger sinkt die Temperatur, wenn das Gemüse hineingegeben wird. Nach dem Kochen taucht man das Gemüse kurz in Eiswasser oder spült es in einem Sieb unter fließend kaltem Wasser ab. Zum Blanchieren besonders geeignet sind Brokkoli, Bohnen und Spinat.

▸ Auch Dünsten schont Vitamine. Dabei gart das Gemüse im eigenen Saft unter Zugabe von wenig Fett oder Flüssigkeit. Das schont vor allem die Vitamine aus der B-Gruppe sowie den Geschmack. Wichtig: Alles in möglichst kleine Stücke schneiden, denn nur so kann es gleichmäßig garen. Dann etwas Fett im Topf erhitzen und das Gemüse darin andünsten. Besonders lecker wird es, wenn man zuvor im Fett einige Zwiebelwürfel glasig gedünstet hat. Dann gibt man wenig Wasser Brühe oder auch Tomaten dazu und gart das Ganze bei schwacher Hitze. Dünsten eignet sich vor allem für stark Wasserhaltiges wie Tomaten, Pilze, Zucchini oder Paprikaschoten. Auch empfindliches Blattgemüse wie Spinat kann man dünsten, wenn man es tropfnass in den Topf gibt.

▸ Als Vitaminlieferanten gern unterschätzt wird Getreide. Dabei enthält es außer Vitamin C und Beta-Karotin alles, was der Körper braucht. Die weißen Auszugsmehle sind jedoch als Nahrungsmittel minderwertig; ihnen fehlen der Keimling und die Randschichten des Korns mit ihren Vitaminen und Ballaststoffen. 100 Gramm Vollkornweizenmehl enthalten beispielsweise 86 Mikrogramm Folsäure und 7,6 Milligramm Niazin, im Weizenmehl vom Typ 405 bleiben davon gerade noch 10 Mikrogramm Folsäure und 2,7 Milligramm Niazin – das sind Verluste von weit über 60 %.

▸ Achten Sie darauf, dass Ihr Brot zu 100 % aus Vollkornmehl hergestellt wurde, das aus kontrolliert ökologischem Anbau stammt. Auch der Teig sollte ohne Zusätze zubereitet sein. Natursauerteig und natürliche Backfermente reichen aus, um ein leckeres Brot zu backen. Und Konservierungsstoffe sind für den alltäglichen Verzehr ohnehin überflüssig. Geschnittenes Brot in Tüten ist zwar praktisch, aber der Gesundheit wenig zuträglich – eigentlich braucht man es allenfalls für eine Expedition zum Südpol oder auf das Matterhorn.

▸ Vorsicht vor den Vitaminräubern! Zu den größten Vitaminkillern überhaupt gehört neben Rauchen und exzessivem Alkoholkonsum die Antibabypille. Sie geht vor allem zu Lasten der B-Vitamine, die für den Stoffwechsel des Sportlers von enormer Bedeutung sind. Ob diese Defizite durch entsprechende B-Vitamin-Präparate aufzufangen sind, ist fraglich. Besser, die Sportlerin steigt auf eine nichthormonelle Verhütungsmethode um.

▸ Weitere Vitaminräuber: Abführmittel mit Mineralölen oder dem Wirkstoff Phenolphthalein verhindern die Aufnahme der fettlöslichen Vitamine A, D und E. Antibiotika mit den Wirkstoffen Trimethoprin, Sul-

In der Regenerationsphase nach Verletzungen oder massiven Trainings- oder Wettkampfbelastungen kann eine Nahrungsergänzung wie Bärlauch-ABCE-Granulat sinnvoll sein, da hier neben den Vitaminen auch deren natürliche Begleitstoffe zu finden sind. Vegetarier können zu Sanddorn-B12-Kapseln oder Sanddorn-B12+C-Granulat greifen, da es bei Vitamin B12 unter fleischloser Kost zu Mängeln kommen kann.

famethoxazol und Neomycin schädigen die Darmflora, die für die Herstellung von Vitamin K verantwortlich ist. ASS (Azetylsalizylsäure, besser bekannt als Aspirin) führt zu einer vermehrten Ausscheidung von Vitamin C und Folsäure. Blutdrucksenker mit dem Wirkstoff Hydralazin gehen zu Lasten der Pyridoxin(Vitamin B6)-Bilanz, Kortison zehrt an den Vitamin-D-Reserven, und Tranquilizer zehren an den Vitamin-B-Reserven. In all diesen Fällen sollte der Sportler dringend überlegen, ob das betreffende Medikament nicht verzichtbar oder durch ein wirkungsgleiches austauschbar ist.

Die empfindlichsten Vitamine sind Vitamin C und Folsäure. Relativ robust sind hingegen Vitamin D, B6 und B12. Insgesamt lässt sich aber

## So stabil sind Vitamine

**Die einzelnen Vitamine reagieren sehr unterschiedlich auf Umwelteinflüsse wie Licht, Temperatur und Wasser. Wer hätte z. B. gedacht, dass Vitamin C in Wasser (etwa als Brausetablette) in großen Mengen zerstört wird? Hier eine Übersicht zu den wichtigsten Vitaminen und ihrer Stabilität (+) und Instabilität (–):**

| | Luft | Licht | Temperatur | Wasser | Maximale Verluste |
|---|---|---|---|---|---|
| Vitamin A | – | – | – | + | 40 % |
| Vitamin B1 (Thiamin) | – | + | – | – | 80 % |
| Vitamin B2 (Riboflavin) | + | – | – | + | 75 % |
| Vitamin B6 (Pyridoxin) | + | – | – | + | 40 % |
| Vitamin B12 (Kobalamin) | – | – | + | + | 10 % |
| Vitamin C | – | – | – | – | 100 % |
| Vitamin D | – | – | – | + | 40 % |
| Vitamin E | – | – | – | + | 55 % |
| Folsäure | – | – | – | – | 100 % |

aus nebenstehender Tabelle ersehen, wie wichtig es ist, dass Sie Ihr Obst und Gemüse möglichst dunkel und kühl lagern. Und wenn Sie Bananen oder Kiwis aus ihrer natürlicher Schutzhülle geholt haben, sollten Sie das Obst auch gleich essen. Denn ein oder zwei Stunden später ist von deren Vitaminen nicht mehr viel übrig.

## Der Mineralienbedarf des Sportlers

Sportler haben einen erhöhten Mineralienbedarf, weil sie große Mengen dieser wichtigen Biostoffe über den Schweiß verlieren. Nichtsdestoweniger lassen sich nur selten Mineralienmängel beobachten, weil eine ausgewogene Ernährung normalerweise für die Bedarfsdeckung ausreicht.

Eng wird es allerdings mitunter bei Magnesium, Kalium und Zink, weil diese Mineralien in besonderem Maß für Stoffwechsel und Muskelarbeit benötigt werden. Typische Symptome für deren Mangel sind eine erhöhte Anfälligkeit für Muskelverletzungen, Krämpfe und Infekte sowie eine verlängerte Regenerationszeit nach starken Belastungen. In diesen Fällen empfehlen sich Bärlauch-Magnesium-Kapseln (zwei bis drei Stück pro Tag), weil hier die Mineralien in ihrem natürlichen Verbund vorliegen und dementsprechend vom Körper besser aufgenommen werden.

Weibliche Sportler zeigen oft erniedrigte Eisenwerte im Blut, worauf die Sportmedizin gerne mit entsprechenden Präparaten reagiert. Sie führen jedoch oft nur zu Begleiterscheinungen wie dunklem Stuhl und Verstopfungen, während die Eisenpegel im Blut gleich bleiben. Ein deutliches Zeichen dafür, dass niedrige Eisenwerte nur das Symptom einer anderen Erkrankung sind. Und in der Tat: Wissenschaftliche Studien belegen, dass der Eisenwert immer dann sinkt, wenn im Körper Infekte oder Entzündungen aktiv sind. Ein natürlicher und sinnvoller

Gerade Sportler leiden immer wieder unter Kaliummangel. Am Anfang verläuft dieses Defizit noch unbemerkt, später klagen die Sportler, dass sie sich fühlten, als hätten sie eine Bleiweste an. Laut Untersuchungen von Sportmedizinern der Universität Freiburg leidet etwa jeder fünfte Sportler unter erniedrigten Kaliumwerten – weibliche Athleten sind besonders oft betroffen.

Vorgang, denn indem er Eisen aus dem Blut zieht, entzieht unser Organismus den Bakterien einen ihrer wichtigsten Nährstoffe. Zu den weiteren Maßnahmen gehört eine Stärkung der Immunabwehr, beispielsweise durch Kneippsche Wasseranwendungen, und das Trinken von Eberrautentee (dreimal pro Tag).

Wer etwas für seine Mineralienversorgung tun will, sollte Nüsse in seinen Speiseplan einbauen. So decken 100 Gramm Cashewnüsse bereits zwei Drittel des Magnesium- und ein Viertel des Kaliumbedarfs pro Tag. Und das Argument, dass sie viel Fette enthalten, zieht nicht. Denn die ungesättigten Fettsäuren der Nüsse wirken nicht als Zuträger für Depotfett, sondern als wichtige Einflussgrößen in unserem Stoffwechsel.

## Die mineralienfreundliche Ernährung

- Jeden Tag ein Stück Obst und zwei Portionen Gemüse essen, am besten einmal als Rohkost und einmal als Gemüsebeilage.
- Keine Nahrungsmittel aus Dosen verwenden. Denn Dosenwaren enthalten extrem hohe Werte an Kochsalz, während andere Mineralien deutlich reduziert sind. So enthält eine Artischockenkonserve gerade noch ein Drittel der Kupfermengen ihres frischen Pendants, und auch der Erbse gehen beim Wandern in die Dose etwa 50 % ihres Kaliums und zwei Drittel ihres Zinks verloren. Tiefkühlkost zeigt übrigens keine nennenswerten Mineralienverluste.
- Beim Garen von Gemüse möglichst immer das Kochwasser mitverzehren (man kann es z. B. in der Sauce verarbeiten). Denn im Kochwasser befinden sich viele gelöste Mineralien.
- Verwenden Sie Vollkorn statt Weißmehl. Zum Vergleich: 100 Gramm Vollkornbrot enthalten 305 Milligramm Kalium und 70 Milligramm Magnesium, während Weißbrot gerade mal auf 180 Milligramm Kalium und 21 Milligramm Magnesium kommt. Ähnliche Vergleichswerte bestehen für Nudeln. So enthalten Vollkornnudeln doppelt so viel Kupfer, Eisen und Magnesium wie ihre »gebleichten« Pendants.
- Essen Sie mindestens zweimal pro Woche Fisch zur Deckung des Jod- und Fluorbedarfs. Die Verwendung von Kochsalz, das mit Jod und Fluor angereichert wurde, ist mittlerweile umstritten. Sehr viel natürlicher ist die Verwendung von Salicornia-Pulver. Es stammt vom Seespargel Salicornia jodata, der seinen ausgesprochen hohen Jod-

gehalt bereits im Namen trägt. Man kann mit dem Pulver problemlos seine Speisen würzen.

- Achten Sie auf Mineralienräuber! So entziehen Entwässerungs- und Abführmittel unserem Körper Kalium und Magnesium, während Kortison und Barbiturate sowie Cola- und Limonadengetränke vor allem zu Lasten der Kalziumversorgung gehen. Starker Alkoholkonsum geht zu Lasten fast aller Mineralien, vor allem aber Zink. Demgegenüber zehren Antirheumatika (darunter Aspirin) an den Eisenreserven – und das bedeutet, dass nicht nur Entzündungen, sondern auch deren Behandlung mit Medikamenten den Eisenstatus nach unten drücken können. Ein Aspekt, den man in der Behandlung von entzündlichen Sportverletzungen unbedingt berücksichtigen muss. Und ein weiteres Argument dafür, dass man Sportverletzungen so weit wie möglich natürlich behandeln sollte.

## Der Flüssigkeitsbedarf des Sportlers

Beim Sport sind wir Menschen – im Unterschied etwa zu Katzen und Hunden – hauptsächlich auf die Kühlung durch Schweißverdunstung angewiesen. Ein ungemein effektives Kühlsystem, das jedoch ständig mit Wasser versorgt werden muss. So werden bei intensiver sportlicher Belastung 1 bis 1,5 Liter Schweiß pro Stunde gebildet, bei heißer Witterung können es sogar 2 Liter sein – und diese Mengen müssen dem Körper ständig zugeführt werden. Ganz zu schweigen davon, dass Sportler auch größere Wasserverluste über die Lunge verkraften müssen.

Sofern der Flüssigkeitsverlust nicht ausgeglichen wird, drohen massive Leistungseinbußen. Bereits Verluste von etwa 2 % des Körpergewichts führen zu deutlichen Funktionseinschränkungen von Muskeln und Gehirn, weil das Blut zähflüssiger wird und es Muskel-

Verlassen Sie sich bei Ihrer Flüssigkeitszufuhr nicht auf den Durst. Denn der ist ein physiologischer Spätzünder: Er meldet sich erst dann, wenn bereits große Mengen an Wasser fehlen und die Leistung deutlich zurückgegangen ist.

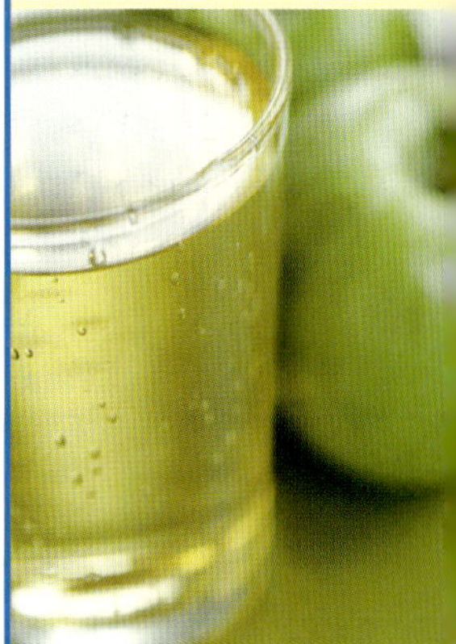

*Trinken Sie in regelmäßigen Abständen, auch wenn Sie keinen Durst spüren!*

und Nervenzellen nicht mehr ausreichend mit Sauerstoff und Nährstoffen versorgen kann. Typische Symptome sind Krämpfe, Durchblutungsstörungen und Schwindelattacken.

Ungeeignet für die Flüssigkeitszufuhr des Sportlers sind koffeinhaltige Getränke wie Cola oder Kaffee, denn sie mobilisieren die Wasserausscheidung. Ebenfalls nicht geeignet sind alkoholische Getränke und Milch sowie zuckerhaltige Limonaden und unverdünnte Fruchtsäfte.

## So viel muss sein

Der Erwachsene benötigt etwa 1,5 Liter Flüssigkeit pro Tag, hinzu kommen 700 Milliliter über die Nahrung und 300 Milliliter, die aus seinem Stoffwechsel frei werden. Beim Sport kann der Bedarf auf ein Vielfaches ansteigen. Sportliche Aktionen von 45 bis 60 Minuten erfordern noch keine unmittelbare Flüssigkeitszufuhr; es reicht, wenn man danach ausgiebig trinkt. Dauert der Sport hingegen länger als 60 Minuten, muss bereits währenddessen Flüssigkeit zugeführt werden. Optimale Getränke sind Leitungswasser und kohlensäurearme Mineralwässer. Ein Gemisch aus einem Teil Apfelsaft und drei bis vier Teilen Mineralwasser gewährleistet gleichzeitig eine moderate Zufuhr von Mineralien und Kohlenhydraten.

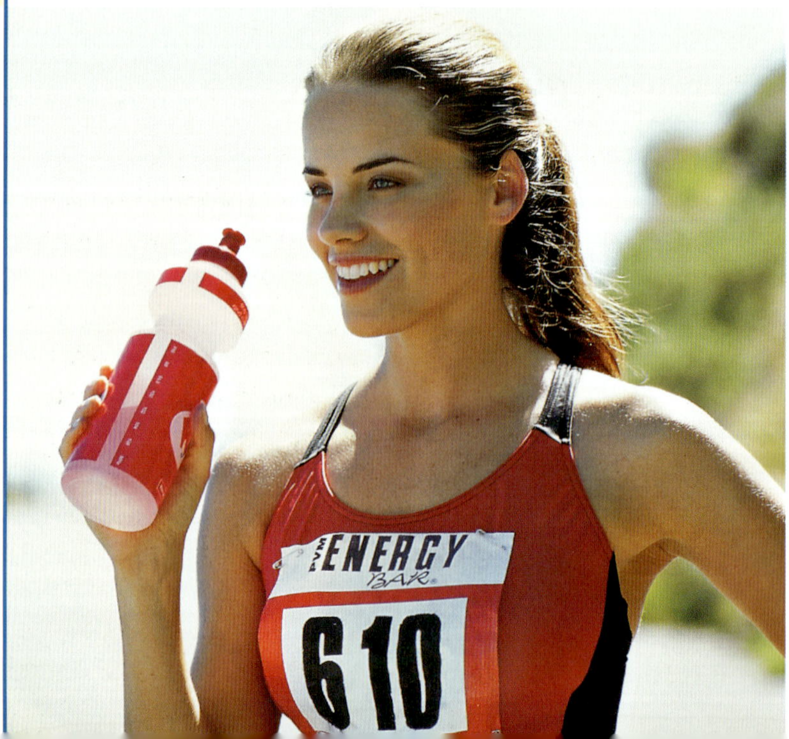


*Ausreichend Flüssigkeit ist immer wichtig – im Sport gehört sie zu den Bausteinen des Erfolgs.*

# Richtig aufwärmen

Egal, ob der Sport freizeit- oder leistungsmäßig betrieben wird: Ohne Aufwärmen geht es nicht. Sportwissenschaftler stellen an ein sinnvolles Aufwärmprogramm folgende Anforderungen:

- Es muss Atmung, Herz und Kreislauf auf die bevorstehende Belastung vorbereiten.
- Es muss die Muskeln auf Betriebstemperatur bringen und sie beweglich machen.
- Es muss die Muskelspannung vorbereiten.
- Es muss die passiven Anteile des Bewegungsapparats wie Gelenke, Bänder und Sehnen auf die Belastung vorbereiten (wobei hier die bewussten Einflussmöglichkeiten des Athleten sehr gering sind und Vorgänge wie etwa die Knorpelanreicherung an den Gelenkflächen beim Aufwärmprogramm automatisch geschieht).
- Es muss den Sportler psychisch auf die Belastung vorbereiten (z. B. Abbau der Wettkampfnervosität).

Die ersten Schweißperlen sind kein sicheres Zeichen dafür, dass der Bewegungsapparat wirklich vorbereitet ist. Ein gutes Aufwärmprogramm dauert – unabhängig von Wetter und Temperatur – mindestens 20, oft sogar 30 bis 40 Minuten, je nach Sportart und Trainingszustand (austrainierte Spitzensportler haben einen erhöhten Aufwärmbedarf!).

## Das Einlaufprogramm

Ziel des Einlaufens soll es nicht sein, Schweiß in Strömen zu vergießen, sondern den Körper auf Betriebstemperatur zu bringen und psychische Erregungszustände abzubauen. Das schafft man nicht, indem man beim Einlaufen ein hohes Tempo anschlägt.

Insbesondere Freizeitsportler neigen dazu, sich viel zu schnell einzulaufen. Sie jagen ihren Puls auf über 140 oder sogar über 150 Schläge pro Minute, mit der Konsequenz, dass sie schon in der Aufwärmphase ihren Körper dazu zwingen, auf anaerobe (ohne Sauerstoff ablaufende) Stoffwechselvorgänge umzuschalten, bei denen große Mengen an ermüdender Milchsäure anfallen. Diese Sportler sind »sauer«,

bevor sie den ersten Schritt im eigentlichen Training oder Wettkampf gemacht haben. In der Leistung bleiben sie dann zwangsläufig hinter den Erwartungen zurück.
Das richtige Einlaufen passiert vielmehr im submaximalen Bereich, also bei Pulsschlägen zwischen 120 und 130 Schlägen pro Minute. Dauer des Einlaufens: etwa zehn Minuten, vor Wettkämpfen können es auch 15 Minuten sein.

Sportanfängern oder Wiedereinsteigern kann es nicht schaden, am Anfang ihr Einlaufprogramm mit einem Pulsmessgerät zu kontrollieren. Achten Sie darauf, dass Ihr Puls nicht über 140 liegt. Nach einiger Zeit werden Sie ein Gefühl dafür bekommen, wie schnell Sie laufen müssen, um die richtige Herzfrequenz zu erreichen. Dann werden Sie das Messgerät nicht mehr brauchen.

## Richtig dehnen

Nach dem Einlaufen ist es Zeit für die Dehnung der Muskeln. Hierbei wurde in früheren Jahren ausgiebig gewippt und gefedert, in letzter Zeit hat sich jedoch das Stretching durchgesetzt. Das Besondere am Stretchen: Man harrt statisch in der Dehnungsposition aus.
Australische Physiotherapeuten werteten das bisherige wissenschaftliche Datenmaterial zum Stretching aus und kamen zu dem Schluss, dass es als Aufwärmprogramm keinesfalls dazu beiträgt, die Verletzungsquote zu senken. In einigen Studien führte es sogar zu einer Verstärkung von Muskelkater. Stretching scheint also, wie Orthopäde Thomas Best von der Universität Wisconsin erklärt, »zu den typischen Evangelien im Sport zu gehören, die sich als Rituale etabliert haben, ohne wissenschaftlich begründet zu sein«.

### Stretching kann riskant sein

So ist es vor allem ein Irrglaube, mit dem statischen Dehnen eine größere Beweglichkeit erzielen zu können. Sportler berichten zwar, wie durch das Stretchen ihre Muskeln lockerer werden und an Spannung verlieren, doch in objektiven Untersuchungen konnte das nicht bestätigt werden: Stretching beim Aufwärmen erzeugt lediglich den Anschein von gesteigerter Beweglichkeit. Ein Trugschluss, der durchaus gefährlich sein kann. Denn wenn sich ein Sportler beweglicher fühlt, als er tatsächlich ist, mutet er möglicherweise seinen Muskeln mehr zu, als sie leisten können. Hier sind dann Verletzungen wie Zerrungen und Faserrisse quasi vorprogrammiert.

Hinzu kommt, dass statische Dehnübungen die Durchblutung zum Muskel unterbrechen. Während ein aktiver Muskel gewissermaßen selbst für seine Durchblutung sorgt, indem er die Blutgefäßwände in Bewegung hält, sorgt ein statisch-angespannter Muskel mit seinem permanenten Druck auf die Adern genau für das Gegenteil. Mit der Konsequenz, dass er weniger mit Sauerstoff versorgt wird und dadurch schneller ermüdet.

Ganz zu schweigen davon, dass eine verringerte Muskeldurchblutung das Risiko von Verletzungen erhöht. Fazit: Als Teil des Aufwärmprogramms hat das reine Stretching wohl ausgedient. Laut Untersuchungen von Wuppertaler Sportwissenschaftlern ist es am besten, wenn man federnde und statische Elemente miteinander verbindet. Man geht also in eine bestimmte Dehnungsposition, um dort für einige Sekunden zu verharren und anschließend behutsam darin zu federn.

## Das optimale Dehnprogramm

Achten Sie beim Dehnen darauf, dass Sie nicht von Muskelgruppe zu Muskelgruppe springen, sondern systematisch vorgehen. Wenn Sie also die Halsmuskeln bearbeitet haben, sollten Sie nicht gleich zur Wade übergehen, sondern zunächst eine benachbarte Muskelpartie wie etwa Schulter oder Brust dehnen.

Wichtig ist auch, dass Sie möglichst keine Muskelpartie auslassen. Schließlich sollten Sie die Übungen natürlich korrekt ausführen. Dazu gehört, dass man sie nicht automatisch herunterspult, sondern ganz bewusst und in Ruhe durchführt.

Im Folgenden finden Sie eine Auswahl von Dehnübungen. Das Procedere ist dabei immer gleich: Sie gehen in die vorgeschriebene Dehnposition, um dort für drei bis fünf Sekunden zu verharren und dann behutsam und in langsamen Bewegungen für fünf bis zehn Sekunden nachzufedern; zwei- bis dreimal wiederholen. Wichtig: Das Ganze darf keine Schmerzen bereiten!

## Die optimalen Dehnübungen

**Dehnübung 1 – Nackenmuskeln**

Sie stehen in leichtem Grätschstand, die Hände liegen tief im Nacken verschränkt. Dann ziehen Sie den Kopf nach vorn-unten.

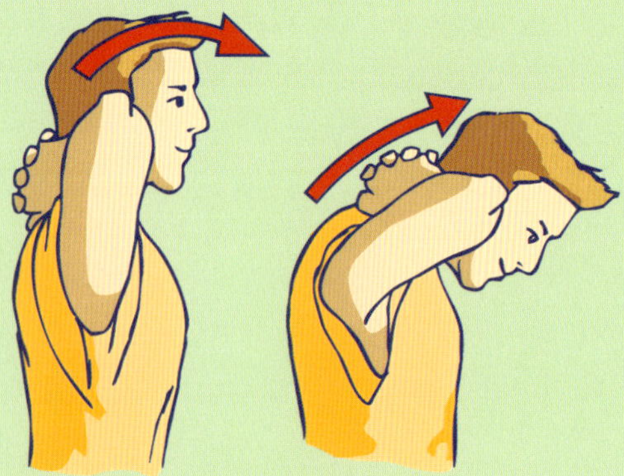

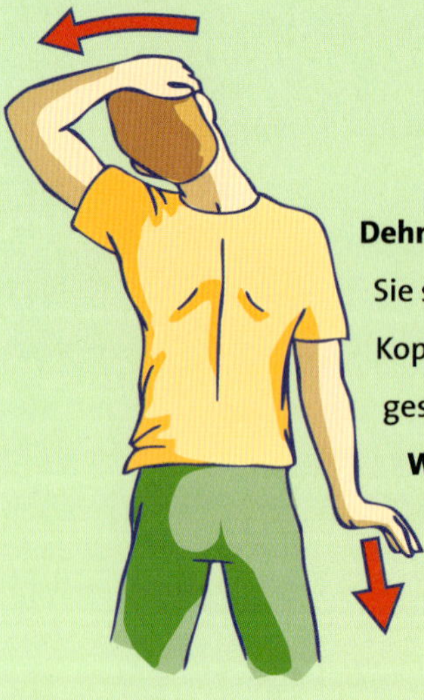

**Dehnübung 2 – seitliche Hals- und Nackenmuskeln**

Sie stehen in leichtem Grätschstand, die linke Hand zieht den Kopf in Seitneigung, der rechte Arm wird Richtung Boden gestreckt. Dann die Seiten wechseln.

**Wichtig:** Achten Sie darauf, dass Ihr Oberkörper nicht seitlich abkippt!

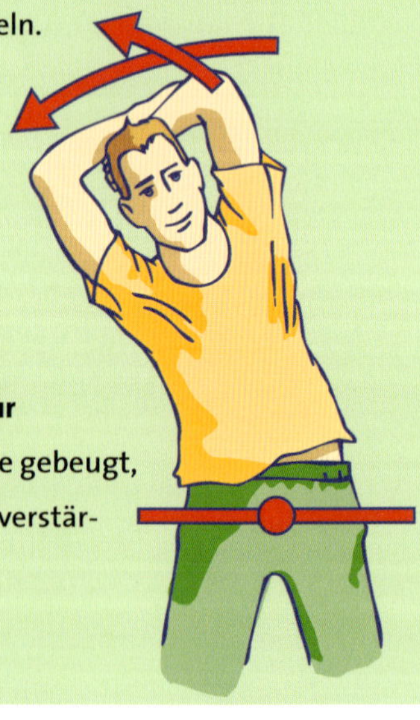

**Dehnübung 3 – Schulterblatt- und seitliche Rumpfmuskulatur**

Sie stehen in leichtem Grätschstand, der Rumpf wird zur Seite gebeugt, die linke Hand zieht am Ellbogen, um die Rumpfbeugung zu verstärken. Dann die Seiten wechseln.

**Wichtig:** Nicht mit dem Oberkörper nach vorn kippen!

**Dehnübung 4 – Brustmuskulatur**

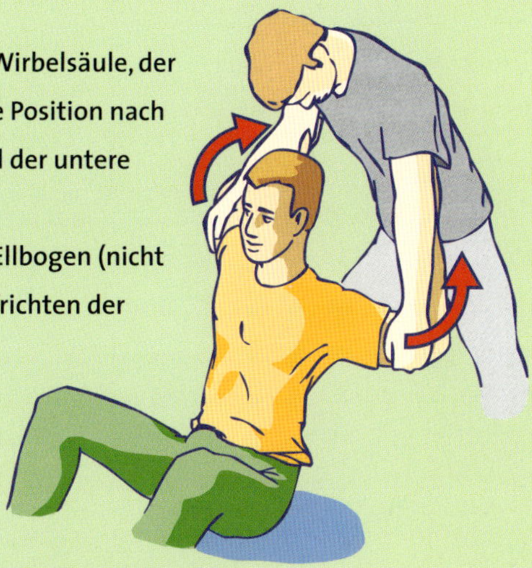

Sie sitzen aufrecht mit aufgerichteter Wirbelsäule, der Partner zieht Ihre Arme in eine mittlere Position nach hinten (zieht er nach oben-hinten, wird der untere Anteil der Brustmuskeln gedehnt).

**Wichtig:** Der Partner fasst Sie an den Ellbogen (nicht an den Händen!) und begleitet das Aufrichten der Brustwirbelsäule mit seinem Ihren Rücken stützenden Bein.

Sie können die Brustmuskeln auch ohne fremde Hilfe dehnen, indem Sie in lockerem Grätschstand stehen und Ihre Hand am locker gestreckten Arm in Schulterhöhe an einen Türrahmen oder einen Torpfosten aufstützen. Dann schieben Sie die Schulter nach vorn, bis sich ein deutlicher Dehnungsreiz in der Brust bemerkbar macht.

**Dehnübung 5 – Bauchmuskeln, vordere Oberschenkelmuskeln und Hüftbeuger**

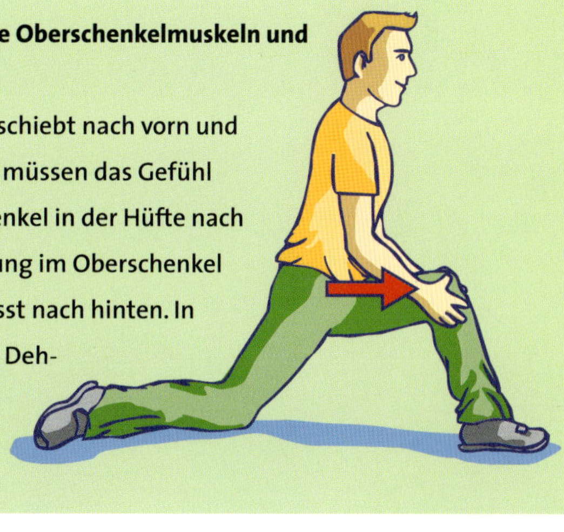

Sie knien in Schrittstellung. Die Hüfte schiebt nach vorn und wird in gestreckter Position fixiert. Sie müssen das Gefühl haben, als würde der hintere Oberschenkel in der Hüfte nach vorn durchsacken. Wenn Sie die Dehnung im Oberschenkel spüren, ziehen Sie die Schultern bewusst nach hinten. In diesem Moment werden Sie auch eine Dehnung in den Bauchmuskeln spüren.

Dann die Seiten wechseln.

**Dehnübung 6 – Gesäß- und tiefe Rückenmuskeln**

Sie liegen auf dem Rücken, beide Schultern gegen den Boden gepresst. Ein Bein wird um 90° gebeugt und auf die Gegenseite gelegt. Die gegenüberliegende Hand drückt das Knie nach unten. Dann die Seiten wechseln.

**Wichtig:** Die Schultern sollten wirklich fest auf dem Boden bleiben, denn sonst reduziert sich der Dehnungseffekt.

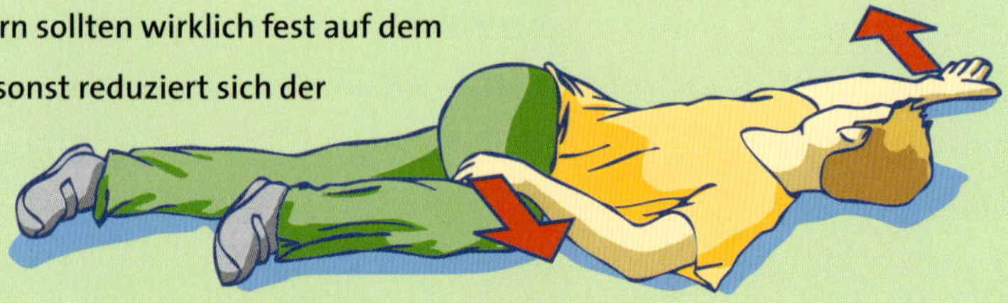

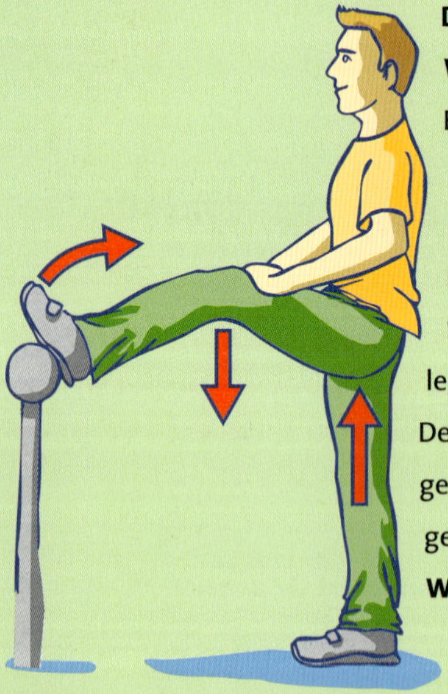

**Dehnübung 7 – hintere Oberschenkelmuskeln und Wade**

Ein Bein ist auf einer Bande oder einer Parkbank abgestützt oder wird vom Partner festgehalten. Es reicht, das Bein auf Kniehöhe zu halten! Das Standbein ist gerade durchgedrückt, der Fuß zeigt mit der Spitze nach vorn. Ziehen Sie die Fußspitze des aufgelegten Beins an (hier spüren Sie bereits eine deutliche Dehnung der Wadenmuskulatur), dann wird das Knie gestreckt. Sie können die Kniestreckung durch Auflegen der Hände verstärken. Dann die Seiten wechseln.

**Wichtig:** Der Fuß des Standbeins darf nicht nach außen zeigen, das Standbein darf in der Hüfte nicht der Streckung ausweichen!

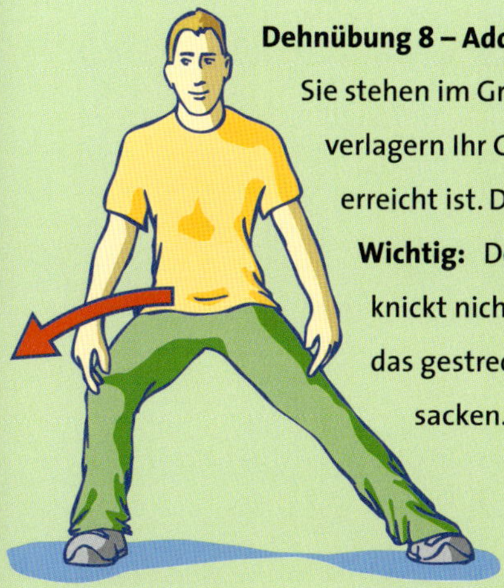

**Dehnübung 8 – Adduktoren (innere Oberschenkelmuskeln)**

Sie stehen im Grätschstand, Beine etwas über Schulterbreite geöffnet. Sie verlagern Ihr Gewicht auf ein Bein, bis etwa eine halbe Kniebeuge erreicht ist. Dann die Seiten wechseln.

**Wichtig:** Der Oberkörper kippt nicht nach vorn, die Hüfte knickt nicht ein. Wenn Sie das Gewicht verlagern, lassen Sie das gestreckte Bein im Hüftgelenk locker nach unten sacken.

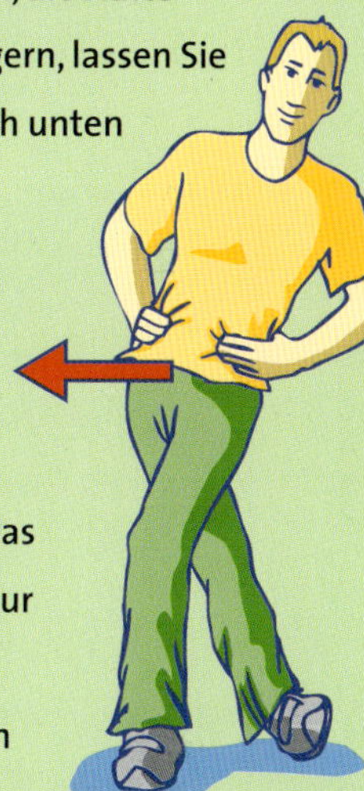

**Dehnübung 9 – Abduktoren (äußere Oberschenkelmuskeln)**

Sie stehen aufrecht mit überkreuzten Beinen. Dann verlagern Sie das Körpergewicht zur Seite, das Hüftgelenk des hinteren Beins sackt zur entgegengesetzten Seite. Anschließend die Seiten wechseln.

**Wichtig:** Sie dürfen nicht mit dem Oberkörper nach vorn kippen!

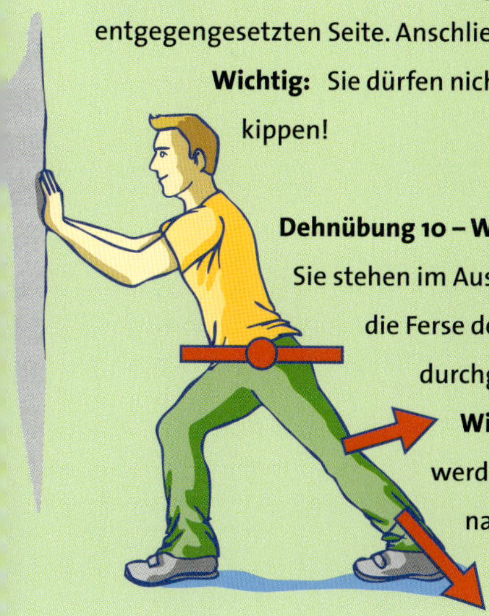

**Dehnübung 10 – Wade**

Sie stehen im Ausfallschritt. Der vordere Stützfuß wird gerade aufgesetzt, die Ferse des hinteren Fußes nach unten gedrückt, das hintere Bein durchgestreckt. Dann die Seiten wechseln.

**Wichtig:** Das hintere Bein darf nicht nach außen verdreht werden! Wenn Sie jetzt das hintere Bein in der Hüfte intensiv nach vorn-unten sacken lassen, dehnen Sie dort auch die Hüftbeugemuskulatur.

Ob Akupressur, Enzympräparate, Magnettherapie oder Salzanwendungen – hier erfahren Sie kompakt und übersichtlich, welche sanften Verfahren sich im Sport wann eignen.

# Die besten Mittel und Methoden

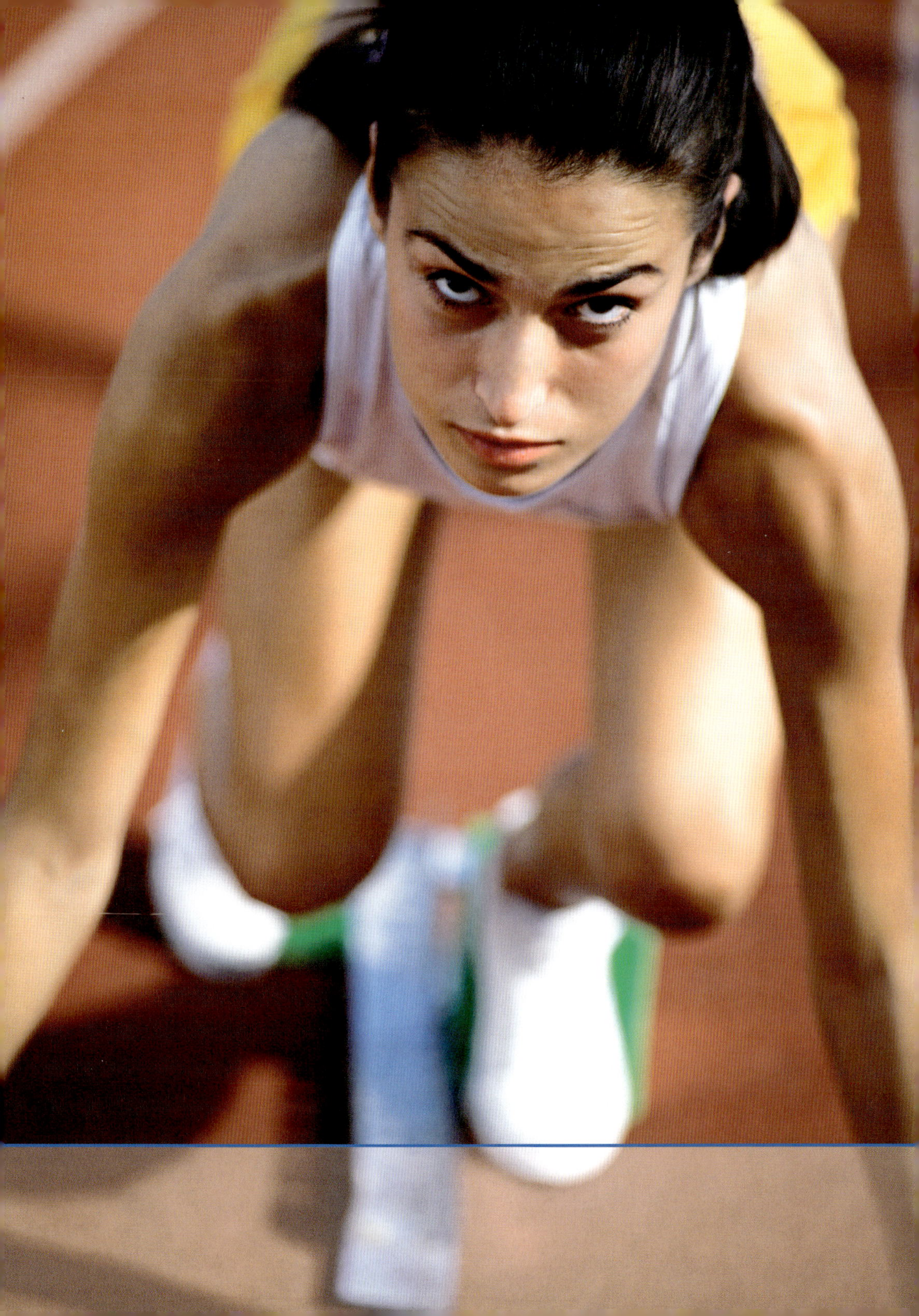

# Akupressur

## Heiltraditionen

Während Akupunktur mittlerweile zu den bekanntesten alternativen Heilverfahren überhaupt zählt, weiß man von ihrer »kleinen Schwester« – der Akupressur – nur wenig. Dabei besitzt sie den großen Vorteil, vom Patienten auch in Eigenregie angewendet werden zu können und ausgesprochen risikoarm zu sein. Wahrscheinlich wurde Akupressur in China schon vor 4000 Jahren eingesetzt.

## Balance schaffen

Die Vorteile der Akupressur: Sie ist im Unterschied zu pharmazeutischen Mitteln risikoarm und ohne Aufwand, man kann sie praktisch jederzeit durchführen – und Kosten verursacht sie auch nicht.

In ihren theoretischen Ansätzen funktionieren Akupressur und Akupunktur ähnlich. Beide gründen auf den Vorstellungen der traditionellen chinesischen Medizin, wonach das gesamte Leben durch zwei polare Energien beherrscht wird, Yin und Yang, aus deren Wechselspiel sich die Lebensenergie »Chi« entwickelt. Bei einer Krankheit kommt es zur Schwächung der Lebensenergie, Yin und Yang geraten aus der Balance – ein Krankheitsmodell, das nicht zum Krankheitsverständnis der westlichen Welt passt, vor allem auch, weil die beiden Grundenergien Yin und Yang nicht so recht in Worte gefasst werden können und am besten noch mit weiblichem und männlichem Prinzip zu übersetzen sind. Derartiges ist für unsere westliche Medizin kaum nachvollziehbar; für Ärzte der traditionellen chinesischen Medizin bildet es jedoch die Grundlage ihres gesamten Arbeitens.
Akupressur und Akupunktur bewirken den richtigen Fluss des Chi und stellen damit die Balance von Yin und Yang wieder her. Dazu setzen die beiden Heilverfahren mit ihren Stichen bzw. Massagen an speziellen Punkten an, nämlich an Punkten, die mit ganz bestimmten Organsystemen in Verbindung stehen. Gemäß der traditionellen chinesischen Vorstellung ist unser gesamter Körper von einem Netz von

Kanälen überzogen, die mit Akupunktur oder Akupressur erreicht werden können. Und da sie an Längengrade einer Landkarte erinnern, werden sie in unserem Sprachraum als Meridiane bezeichnet.

## Hilfe bei Verspannungen

Vor allem amerikanische Mediziner schätzen an Akupressur die Eigenschaft, Spannungen und Verkrampfungen in den Muskeln abzubauen. Dadurch verbessert sich die Durchblutung, das schmerzende Gewebe wird besser mit Nährstoffen versorgt und effektiver von Stoffwechselzwischenprodukten entsorgt. Damit eignet sich Akupressur zur Behandlung von Spannungskopfschmerzen, Nacken- und Rückenschmerzen sowie Sportverletzungen, Menstruationskrämpfen, Verstopfung und Schlafstörungen.

Ein spezieller Vorteil der Akupressur liegt darin, dass sie vom Patienten auch in Eigenregie durchgeführt werden kann; außerdem geht man bei ihr praktisch kein Risiko ein. Das Massieren eines falschen oder falsch lokalisierten Punktes bringt zwar wenig oder keinen Erfolg, aber auch keinen Schaden. Allerdings sollte nicht über Tumoren oder auf Hauterkrankungen und Wunden massiert werden.

## Die Anwendung

Für die Akupressur nimmt man Daumen, Zeige- oder Mittelfinger. Man massiert etwa eine Minute, bei Kindern etwa eine halbe Minute lang. Wichtig: Der Massagedruck darf die Schmerzgrenze nicht überschreiten, außerdem sollte er rhythmisch verstärkt und abgeschwächt werden. Am besten führt man dazu mit dem Finger kleine Kreisbewegungen aus.

Darüber hinaus sollten die Akupressurpunkte stets auf beiden Körperhälften behandelt werden, um – wie traditionelle chinesische Mediziner immer wieder betonen – nicht für ein neues energetisches

Frauen leiden während der Schwangerschaft oft unter Übelkeit, vor allem in den ersten Monaten. Ein mögliches Gegenmittel haben norwegische Mediziner gefunden. Sie ließen 48 Frauen ein Armband tragen, das zwei Daumen oberhalb der Handgelenksfalte für einen gezielten Akupressurreiz sorgte. 71 % der Frauen erlebten eine deutliche Verringerung der Beschwerden.

## Anwendungsgebiete der Akupressur

**Spannungskopfschmerzen**

Bei Spannungskopfschmerzen hat sich vor allem die Behandlung des Punktes DU-MAI-20 bewährt. Er befindet sich direkt auf der Mitte des Hinterkopfs, im Bereich der kleinen Fontanelle. Für diesen Bereich konnte wissenschaftlich ermittelt werden, dass er direkte nervliche Beziehungen zum Schädelinneren besitzt.

So finden Sie DU-MAI-20: Setzen Sie Ihre Hand mit der Handwurzel auf den Haaransatz, die Finger zeigen nach hinten. Die kleine Fontanelle liegt dann meist an der Fingerkuppe des Mittelfingers. Mit etwas Geduld kann man sie deutlich ertasten. Eine andere Möglichkeit zur Lokalisierung besteht darin, sich am Ohr zu orientieren. Eine durch den tiefsten und höchsten Punkt des Ohrläppchens gedachte Gerade landet meist im Bereich der Fontanelle. Am besten lassen Sie diese Art der Lokalisierung allerdings von jemand anderem bei sich ausführen.

**Rückenbeschwerden**

Zur Therapie von Rückenschmerzen kennt die Akupressur eine ganze Reihe von unterschiedlichen Punkten. Besonders bewährt hat sich der Punkt B 60, »Koun Lun« (übersetzt: »Meister der Schmerzbekämpfung«). Er liegt am Fuß,

Zur Beseitigung von Blutunterdruck wird vor allem der Qihai-Punkt, »das Meer der Energie«, anvisiert. Er liegt einige Millimeter unterhalb des Bauchnabels und muss täglich mehrmals für ein bis zwei Minuten mit den Fingerkuppen massiert werden. Ein weiterer Punkt liegt im inneren Nagelwinkel des kleinen Fingers. Er wird für ca. 30 Sekunden kräftig mit dem Daumennagel der anderen Hand massiert. Danach die Seite wechseln.

Ungleichgewicht zu sorgen. Wer will, kann die Haut vorher sanft mit etwas angewärmtem Massageöl einreiben. Durch die Anwendung von beispielsweise Johanniskraut- oder Calendulaöl lassen sich hierdurch mitunter zusätzliche therapeutische Effekte erzielen, vor allem bei Sportverletzungen wie Blutergüssen, Muskelzerrungen und Muskelkater.

und zwar auf einer gedachten Linie zwischen der Spitze des Außenknöchels zur oberen Fersenbeinkante. Das Massieren dieses Punktes hilft z. B. bei Ischiasschmerzen.
Demgegenüber hilft das Massieren von PaM 108 vor allem bei Hexenschuss. Dieser Punkt liegt auf dem Handrücken, zwischen dem zweiten und dritten Mittelhandknochen, nahe den Fingergrundgelenken.
Bei Schmerzen im Lendenbereich empfiehlt sich eine Massage zweier Punkte auf dem Handrücken. Der eine liegt an der Außenseite der Strecksehnen des Zeigefingers, der andere an der Strecksehne des kleinen Fingers, beide liegen etwa zwei Finger breit oberhalb der Querfalte des Handgelenks.
**Tipp:** Die Querfalte sowie die beiden Fingersehnen sehen oder ertasten Sie am besten, wenn Sie die Hand überstrecken und dabei die Finger beugen. Beim Massieren sollte die Hand jedoch entspannt sein.

**Bauchbeschwerden**

Bei Verstopfungen und Blähungen hilft Akupressur am Punkt Di 4. Er gilt als idealer Einsteigerpunkt, weil er recht schnell gefunden werden kann und seine Reizung oft spontane Erfolge bringt. Di 4 befindet sich in der Muskulatur zwischen Daumen und Zeigefinger. Wichtig ist, dass Sie beim Massieren die Hand locker halten und beide Seiten bearbeiten.

In der Behandlung von Muskelkrämpfen und -verspannungen kann man die Wirkung von Akupressur verstärken, indem man Aloe-vera-Öl (Echoran) auf die Fingerkuppen oder die zu behandelnden Punkte gibt. Der Effekt resultiert wahrscheinlich aus den Mineralien (vor allem Magnesium) und blutverdünnenden Stoffen der Aloe.

# Aromatherapie

## Heiltraditionen

Duftstoffe und ihre Mischungen werden schon seit Urzeiten zu Heilzwecken verwendet. In der Antike hängte man Pfefferminzkraut in die Krankenzimmer, um den Atem frei zu machen oder Kopfschmerzen zu

Einige ätherische Öle verfügen über ein gewisses allergisches Potenzial, vor allem dann, wenn sie bereits eine längere Lagerzeit hinter sich haben und ihre Fläschchen immer wieder geöffnet wurden. Patienten mit Allergien und Hautproblemen sollten daher vor der Anwendung testweise einen Tropfen des Öls in die Armbeuge geben. Zeigt sich dort eine Rötung, sollte das betreffende Öl nicht verwendet werden.

lindern, und Lavendelduft wurde als Schlafmittel eingesetzt. Anwendungen, die auch aus heutiger wissenschaftlicher Sicht ihre Berechtigung haben. Im vergangenen Jahrhundert geriet die Aromatherapie jedoch in Vergessenheit, um erst 1928 von einem französischen Chemiker wiederentdeckt zu werden und in den letzten Jahren einen regelrechten Boom zu erleben. Heute gehört sie zu den Standards sanfter Heilmethoden.

## Anwendungen der Aromatherapie

**Prellungen, Zerrungen, Verstauchungen**

3 bis 5 Tropfen Strohblumen- oder Johanniskrautöl mit 1 Teelöffel Speise- oder Massageöl vorsichtig in die schmerzende Stelle einmassieren.
**Wichtig:** Ölmassagen dürfen erst 48 Stunden nach Verletzungseintritt zum Einsatz kommen!

**Nervosität**

Majoran-, Ylang-Ylang- und Mandarinenöl zu gleichen Teilen mischen, dann 3 Tropfen der Mischung jeweils links und rechts in die Schläfen einmassieren. Man kann ihre Wirkstoffe auch über eine Duftlampe oder einen -stein im Raum verteilen.

**Fußpilz**

2 Liter Wasser in einer Fußwanne mit 1 Teelöffel Salbei- oder Teebaumöl vermischen. Die Füße darin baden, für mindestens 20 Minuten täglich. Füße anschließend sorgfältig abtrocknen. Besonders stark befallene Stellen oder auch Nagelpilz können mit einer Mischung aus Speiseöl und einem der ätherischen Öle (zu gleichen Teilen) bestrichen werden. Teebaumöl zeigte in einer

## Beruhigend und sanft antibiotisch

Gerade die Psychothesen der Aromatherapie müssen sicherlich angezweifelt werden. Denn es scheint fragwürdig, ob bestimmte Öle uns »beim Annehmen des eigenen Schicksals« oder gegen Depressionen helfen. Tatsache ist jedoch, dass Düfte auch aus wissenschaftlicher Sicht konkrete gesundheitliche Wirkungen haben können. Denn sie wirken auf zweierlei Weise auf unseren Körper: Einerseits über den

Studie bei Nagelpilz ähnliche Wirkungen wie die gängigen medizinischen Nagellacke oder Salben.

**Schnupfen, Bronchitis**

5 bis 8 Tropfen Thymian-, Teebaum- oder Salbeiöl in einen Topf mit 1 Liter dampfend heißem Wasser geben. Ein Handtuch über Hinterkopf, Nacken und Schultern legen, Kopf über das Wasser beugen, die Dämpfe wechselweise durch Nase und Mund ein- und ausatmen. Dauer der Anwendung: 10 Minuten, 2-mal täglich. Danach mindestens 30 Minuten warten, bis man an die frische Luft geht!

**Kopfschmerzen**

2 Tropfen Pfefferminz- oder Johanniskrautöl in die Stirn und in beide Schläfen einmassieren.

**Lippenherpes**

Melissen- oder Teebaumöl mit einem Speiseöl zu gleichen Teilen miteinander vermischen und mit einem Wattestäbchen mehrmals täglich auf die befallenen Stellen tupfen.

Damit Aromaöle möglichst lange frisch bleiben, sollten sie dunkel und kühl aufbewahrt werden. Weiterhin gilt, sie möglichst zügig aufzubrauchen.

Geruchssinn, der intensive Kontakte mit den tieferen Zentren des Gehirns und damit auch mit der Schmerzempfindung besitzt; andererseits gelangen die Duftmoleküle über die Schleimhäute von Nase und Bronchien in den Blutstrom und damit auch zu den Organen. Auf diese Weise können einige Aromaöle tatsächlich bemerkenswerte Effekte auf Körper und Psyche erzielen. So wirken einige Öle antibiotisch. Salbei-, Teebaum-, Thymian- und Zitronenmelissenöl bekämpfen vor allem Erreger, die sich in unseren Atemwegen einnisten. Die Öle von Bittermandel, Geranium, Lemongras, Pfefferminze, Quendel, Teebaum, Thymian und Zimt wirken sogar noch bei Bakterien, die bereits eine Resistenz gegenüber vielen Antibiotika aufgebaut haben. Inwieweit sie aber auch im tatsächlichen »Kampfgebiet« des Körpers Infekte niederringen können, ist noch ungewiss. In jedem Fall sei davor gewarnt, sich z. B. bei einer eitrigen Angina teelöffelweise Salbei- oder Manukaöl einzuverleiben. Denn es ist unsicher, ob sie im Körper die Bakterien genauso treffen wie im Reagenzglas; außerdem können sie in hohen Dosierungen durchaus giftig wirken. Die Öle von Kamille, Lavendel, Neroli und indischem Sandelholz wirken beruhigend, während für Jasmin-, Patchouli-, Fenchon-, Ylang-Ylang-, Pfefferminz- und Rosenholzöl Verbesserungen des Konzentrationsvermögens festgestellt wurden. Pfefferminzöl eignet sich außerdem dazu, Spannungskopfschmerzen abzubauen.

Ausnahmen von der Regel, ätherische Öle möglichst bald zu verbrauchen, sind Rosen-, Jasmin-, Sandelholz- und Patchouliöl. Sie gehören zu den Ölen, die »reifen«, deren Qualität also im Lauf der Jahre sogar zunimmt.

# Blutegeltherapie

## Heiltraditionen

In Europa waren Blutegel zunächst nur als Parasiten bekannt. In antiken Schriften lassen sich immer wieder Texte finden, in denen Patienten das Einnehmen von Säuren und das Inhalieren von Rauch empfohlen wird, um sich von verschluckten Egeln zu befreien.

In Ägypten wurde der Blutegel allerdings schon im 3. Jahrhundert v. Chr. zur Therapie eingesetzt. Später war es der große Arzt Galen (130–201 n. Chr.), der Krankheiten als Stockungen der Körpersäfte verstand und dagegen u. a. die Blutegeltherapie empfahl. Im deutschsprachigen Raum konnte sich die Blutegeltherapie jedoch zunächst nicht durchsetzen; sie wurde hierzulande eigentlich erst im 17. Jahrhundert so richtig bekannt. Mit dem Aufkommen der modernen Medizin des 19. und 20. Jahrhunderts gerieten die heilenden Würmer jedoch wiederum in Vergessenheit. Erst die letzten Jahre verschafften ihnen eine ungeahnte Renaissance. 2002 erschien sogar erstmals eine klinische Studie zur Wirksamkeit von Blutegeln in der Behandlung von Kniebeschwerden – die Tiere schnitten dabei überdurchschnittlich gut ab!

Durchschnittlich 20 Minuten dauert es, bis ein Blutegel satt ist. Danach fällt er in der Regel ab. Falls nicht, schiebt man einen Fingernagel oder Holzspachtel unter seinen vorderen Saugnapf. Auch das Bestreuen mit Salz löst hartnäckige Egel von der Haut ab.

## Nützliches Egelsekret

Blutegel wirken schwellungs- und entzündungshemmend. Wenn sie sich auf unserer Haut festsaugen, sondern sie dabei ein Sekret ab, das gerinnungs- und entzündungshemmende Stoffe enthält. Dadurch eignet sich die Blutegeltherapie vor allem bei Krankheiten, die mit Entzündungen, Schwellungen und Durchblutungsstörungen einhergehen. Und dazu gehören auch typische Sportlerbeschwerden wie Blutergüsse, Wadenkrämpfe und Bänderdehnungen.

## Die Vorbereitung

Blutegel erhält man mittlerweile in jeder gut sortierten Apotheke. Bevor man sie ansetzt, gilt es, einige Regeln zu beachten:

- Der Patient sollte zwei Tage vor der Behandlung keine Salben oder Duftstoffe auf die Haut auftragen, weil diese die Tiere am »Anbeißen« hindern könnten. Also: keine Duschgels, Öle, Lotionen, Tinkturen und Pasten, auch keine sporttherapeutischen Salben.

- Falls dennoch Duftstoffe auf der Haut sein sollten, muss die Haut gereinigt werden – am besten mit reinem Wasser, dem ein Spritzer Kernseife zugegeben wurde.
- Blutegel beißen besser, wenn die Haut gut durchblutet ist. Wenn die Haut kalt ist, kann man sie vorher mit einer Infrarotlampe oder per Abreiben mit einem Massageschwamm anwärmen.
- Die Umgebung der »Blutegelarbeitsstelle« muss man sorgfältig mit Verbandsmaterial abdecken. Denn die Tiere geben fortwährend Flüssigkeit ab, die aufgefangen werden sollte. Außerdem fallen die Blutegel nach vollbrachter Arbeit nicht gleichzeitig ab. Mit der Folge, dass aus einigen Bissstellen bereits Blut fließt, während andere Egel noch aktiv sind. Hier kann man die Wunden schlecht abdecken, und so ist es zweckmäßig, wenn das ablaufende Blut durch Verbandsmaterial in der Umgebung aufgefangen wird.
- Etwa eine Stunde vor der Behandlung legt man die Blutegel in abgekochtes, kühles Wasser, damit weniger Keime an ihren Saugnäpfen bleiben.

Wichtigster Hinderungsgrund für eine Blutegeltherapie sind angeborene Blutgerinnungsstörungen oder die Einnahme von Blutgerinnungshemmern wie Marcumar. Menschen mit Blutarmut und schwacher Immunabwehr sollten ebenfalls darauf verzichten – und wer auf die Egel und ihr Sekret allergisch reagiert, darf sie natürlich auch nicht verwenden!

## Die Anwendung

Die Blutegel kann man einfach per Hand auf die schmerzenden Stellen setzen. Dazu bedarf es allerdings einer gewissen Übung. Das Umdirigieren auf der Haut erfolgt am besten mit einem Holzspachtel. Die Anzahl der Egel richtet sich nach dem Ausmaß der Schwellung bzw. der Größe des verletzten Körperteils. Für Blutergüsse reichen in der Regel drei bis vier Tiere, bei Wadenkrämpfen können durchaus auch zehn Tiere angezeigt sein.

Nach dem Saugen fallen die Egel meist von allein ab. Die Bisswunden werden mit einem Verband bedeckt, der nicht zu fest sein sollte, um den Blutfluss nicht zu stören. Die Tiere kann man übrigens nach ihrem Saugakt nicht mehr verwenden. Aussetzen im benachbarten

Tümpel oder Bach ist allerdings in Deutschland verboten, weil die medizinischen Blutegel in der Regel aus der Türkei kommen und sich nicht mit den einheimischen Artgenossen vermischen sollen. Also bleibt nichts anderes übrig, als die Egel zu töten. Am besten und tierfreundlichsten geschieht das mit Spiritus. Die toten Tiere wandern dann in den Hausmüll.

Bockshornklee mobilisiert die Milchproduktion stillender Mütter. Ein amerikanischer Wissenschaftler überprüfte über 30 »Muttermilch-stimulanzien« aus dem Reich der Heilpflanzen, doch nicht für »Klassiker« wie Anis und Fenchel, sondern lediglich für Bockshornklee konnte er einen nennenswerten Effekt nachweisen.

# Bockshornklee

## Heiltraditionen

Ursprünglich kommt der Bockshornklee – lateinisch Trigonella foenum-graecum – zwar aus Asien, doch es gibt ihn schon so lange in Mitteleuropa, dass man ihn zu unseren heimischen Pflanzen zählt. Seine ersten therapeutischen Einsätze hatte er im alten China, außerdem nutzte ihn Kleopatra als Kosmetikum für ihre Haut. Die indische Ayurveda-Lehre schätzt den Bockshornklee noch heute als Stärkungsmittel für Körper und Geist.

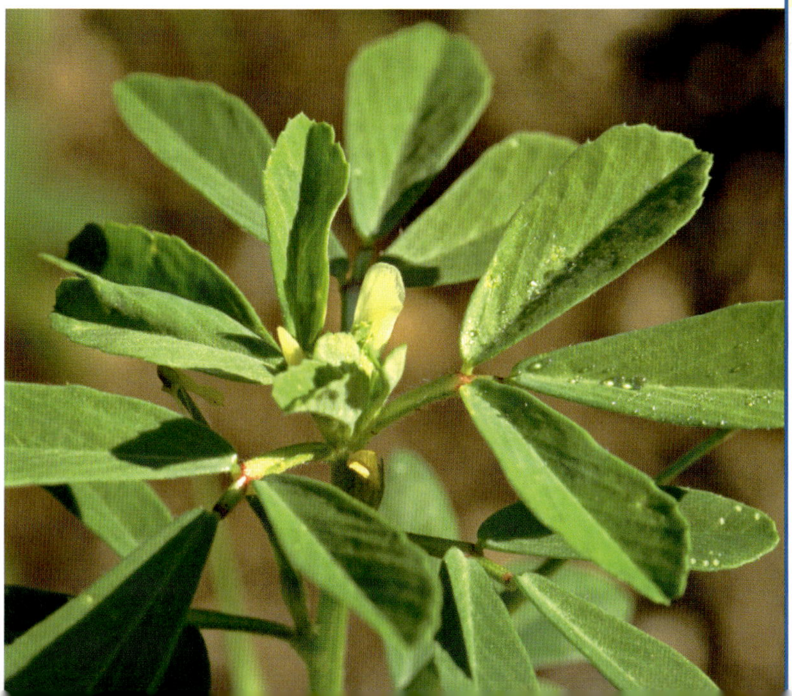

*Trigonella hat nicht nur als Heilmittel, sondern auch als Gewürz eine lange Tradition.*

Wichtig: Kaufen Sie keinen gemahlenen Bockshornklee (im zerkleinerten Zustand verliert er schnell an Aroma), sondern möglichst die kompletten Samen. Vor dem Zerkleinern müssen sie allerdings geröstet werden, denn im Rohzustand sind sie ungenießbar.

In der Volksmedizin wurde Bockshornklee für Umschläge bei Furunkeln und Geschwüren verwendet, und sein Tee galt als hilfreich bei Mandelentzündungen und Zuckerkrankheit. In Nordafrika wird er noch heute als Stärkungsmittel für Magersüchtige eingesetzt – und als Fiebersenker. Diese breite Palette an Einsatzgebieten für Bockshornklee wurde mittlerweile von Wissenschaftlern nicht nur bestätigt, sondern sogar noch erweitert.

## Natürlicher Entzündungshemmer

So kennt man mittlerweile die Hauptwirkstoffe des Bockshornklees, die so genannten Steroidsaponine. Sie entfalten nicht nur entzündungshemmende Eigenschaften, sondern haben auch den Vorteil, beim Auftragen auf die Haut tief ins Gewebe vorzudringen. Dadurch werden Auflagen mit Bockshornklee zu einer wirkungsvollen Hilfe bei Geschwüren, Furunkeln, verspannten Muskeln und rheumatischen Schmerzen, aber auch bei eitrigen Entzündungen der Atemwege: Eine Trigonella-Wärmeauflage auf dem Nacken hat schon so manche verstopfte Stirnhöhle befreit.

## Muntermacher und Kräftigungsmittel

Darüber hinaus zählt Bockshornklee zu den effektiven Stärkungsmitteln. Wenn wir uns körperlich müde und erschöpft fühlen, hilft er uns genauso wie in Phasen geistiger »Durchhänger«. Diese Effekte gehen aber wahrscheinlich nicht auf die Saponine, sondern auf den hohen Cholingehalt der Samen zurück.
Cholin, ein Vitamin der B-Gruppe, wird im Körper zu Azetylcholin umgewandelt, einem Hirnbotenstoff, der für reibungslose Gedankenarbeit steht. Cholinmangel zeigt sich beispielsweise in Symptomen wie Konzentrationsschwäche, Gereiztheit, Schlafstörungen, Kopfschmerzen und Verstopfung.

## Die Anwendung

Ein Teeaufguss ist für Bockshornklee nur bedingt empfehlenswert. Denn er gehört aufgrund seiner strengen Schärfe nicht zu den kulinarischen Hochgenüssen; außerdem steht er bei längerer Anwendung in Verdacht, das Blutbild negativ zu beeinflussen. Besser ist, auf den durch Gerstenölzubereitung aktivierten Bockshornklee aus der Apotheke zurückzugreifen. Dosierung: 3 bis 4 Kapseln pro Tag bei Übertraining und starker Ermüdung, 2 Kapseln zur Vorbeugung von Erschöpfung und Entzündungen.

Zur äußerlichen Anwendung bei Furunkeln und rheumatischen Schmerzen kann man hingegen die im Gewürzhandel erhältlichen Samen zum Einsatz bringen. Dazu werden 100 Gramm Samen pulverisiert und mit 100 Milliliter Wasser aufgesetzt. Bei schwacher Hitze köcheln lassen, bis ein zäher Brei entsteht. Etwas abkühlen lassen und den Brei auf ein Leinentuch verstreichen, das auf die erkrankte Stelle gelegt wird.

Wem das zu viel Arbeit ist, kann auch auf die fertigen Trigonella-Auflagen (als Sogauflagen bei Schwellungen, als Wärmeauflagen bei Muskelverspannungen und Rückenschmerzen) aus der Apotheke zurückgreifen.

Trigonella-Sogauflagen können bei Knieschwellungen mit unklarer Ursache schnelle Hilfe bringen. Und ihre Anwendung ist deutlich risikoärmer, als wenn man der Schwellung sofort mit der punktierenden Nadel zu Leibe rücken würde. Denn jeder Stich ins Gewebe stellt eine Verletzung dar!

# Cystus

## Heiltraditionen

Die Heimat des Cystusstrauchs (lateinisch Cistus incanus) ist Chalkidike, eine Halbinsel im Norden Griechenlands. Für die dortigen Einwohner ist der Tee ein traditionelles Getränk, um ihre Immunabwehr effektiv zu stärken. Außerdem wird der extrem gerbstoffreiche Cystussud beispielsweise zur Behandlung von Darm- und Hauterkrankungen eingesetzt.

Trotz seines hohen Gerbstoffanteils kann man Cystus durchaus kulinarisch verarbeiten, wie etwa zum »Cystus-Sommertraum«. Rezept für 2 Longdrinkgläser: 300 ml kalten Cystustee mit 50 ml Sanddorn- und 150 ml Johannisbeersaft vermischen. Zum Servieren jeweils 2 Eiswürfel dazugeben, mit 1 Zweig Pfefferminze garnieren.

## Gut für Hals, Haut und Darm

Wissenschaftliche Studien belegen, dass Cystusblätter überdurchschnittlich viele Polyphenole enthalten, mehr sogar als Rotwein und grüner Tee, die normalerweise als Spitzenreiter gelten, was den Gehalt dieser Biostoffe angeht. Polyphenole zählen zu den so genannten Antioxidanzien. D. h., sie neutralisieren aggressive Sauerstoffverbindungen, die als Hauptursache für Krebserkrankungen und Arteriosklerose gelten.

Bekanntlich erkranken japanische Tee- und französische Weintrinker seltener an Herzinfarkt und Magenkrebs – für den Cystustrinker können also aufgrund der hohen Polyphenolzufuhr ähnliche Effekte vermutet werden. Seine hemmende Wirkung auf das Wachstum von Krebszellen wurde mittlerweile im Laborversuch belegt.

Äußerlich angewendet hilft Cystus aufgrund seiner entzündungshemmenden Polyphenole bei Hauterkrankungen. In einer deutschen Studie an 95 Kindern zeigte sich, dass er Dermatitis lindern kann. Die Patienten erhielten – parallel zu ihrer sonstigen Medikation – zweimal wöchentlich eine Waschung mit Cystussud. Bei 64 % zeigten sich gute bis deutliche Besserungen der Beschwerden.

Zu den weiteren Einsatzgebieten von Cystussud gehören Aphthen, Zahnfleisch- und Halsentzündungen – allesamt Erkrankungen, unter denen gerade Leistungssportler aufgrund ihres gestressten Immunsystems immer wieder zu leiden haben.

## Die Anwendung

Cystus kommt traditionell als Teeaufguss zur Anwendung. Es gibt zwei Formen des Cystusaufgusses: einmal als Sud, der zum Trinken nur »likörmäßig« portioniert oder aber zum Gurgeln, Spülen oder Baden verwendet wird. Oder als normalen Tee, den man zum Essen trinken kann. Er schmeckt allerdings sehr herb, und seine Polyphenole lassen uns deutlich spüren, wie sich die Schleimhäute zusammenziehen. Mit reichlich Zitronensaft oder Honig wird dieser Effekt jedoch deutlich gemildert.

Für den Tee übergießen Sie 1 Teelöffel Cystusteekraut mit 1 Tasse kochendem Wasser, danach für 3 bis 5 Minuten ziehen lassen. Im Unterschied zu vielen anderen Heilpflanzen muss die Tasse beim Cystus nicht abgedeckt werden, da seine Hauptwirkstoffe nicht verdampfen können. Schließlich wird abgeseiht und der Tee in kleinen Schlucken getrunken.

Für den Sud geben Sie eine Hand voll Cystusteekraut (etwa 10 Gramm) in einen Kochtopf und übergießen es mit 500 Milliliter Wasser. Das Ganze zum Kochen bringen und noch 3 bis 5 Minuten köcheln lassen, schließlich abseihen. Mittlerweile gibt es auch fertig zubereiteten Cystussud in der Apotheke zu kaufen.

Die Polyphenole von Cystus binden Schwermetalle. Dadurch eignet sich Cystussud zur Entgiftung des Darms. Am besten trinkt man dazu morgens ein Likörglas, und zwar noch vor dem Frühstück.

# Eberraute

## Heiltraditionen

Eberraute (lateinisch Artemisia abrotanum) wurde schon im Mittelalter als Heilpflanze eingesetzt. Zur Anwendung kam sie vor allem als Bittertonikum zur Anregung der Verdauung und bei Frauen als Mittel gegen unregelmäßige Menstruation. Ihre ätherischen Öle wirken außerdem abschreckend auf lästige Insekten: Die Blätter wurden früher zwischen die Kleidungsstücke gelegt, um Motten fernzuhalten.

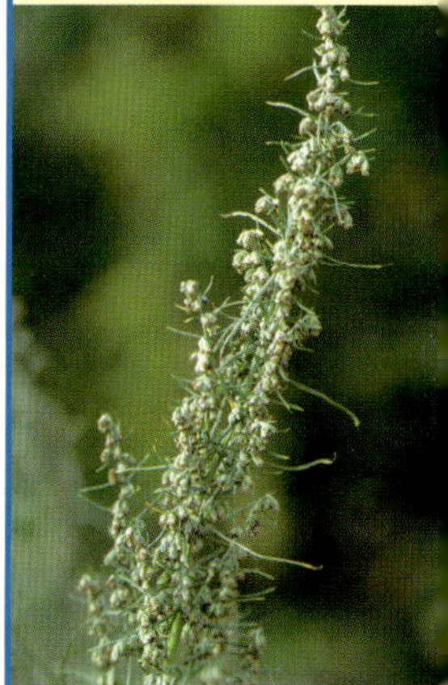

*Die oberirdischen Teile der Eberraute enthalten u. a. ätherisches Öl, Bitter- und Gerbstoffe. Ihre Blätter schmecken bitterwürzig, etwas feiner als die Blätter des Beifuß.*

## Wirkt gegen Erkältungen

Die regelmäßige Einnahme von Eberrautentee führt zu einer Aktivierung der natürlichen Killerzellen und T-Lymphozyten, zwei zentralen Einheiten des Immunsystems.

*Eine mehrwöchige Kur mit Eberrautentee kann die Anfälligkeit gegenüber Infekten deutlich senken.*

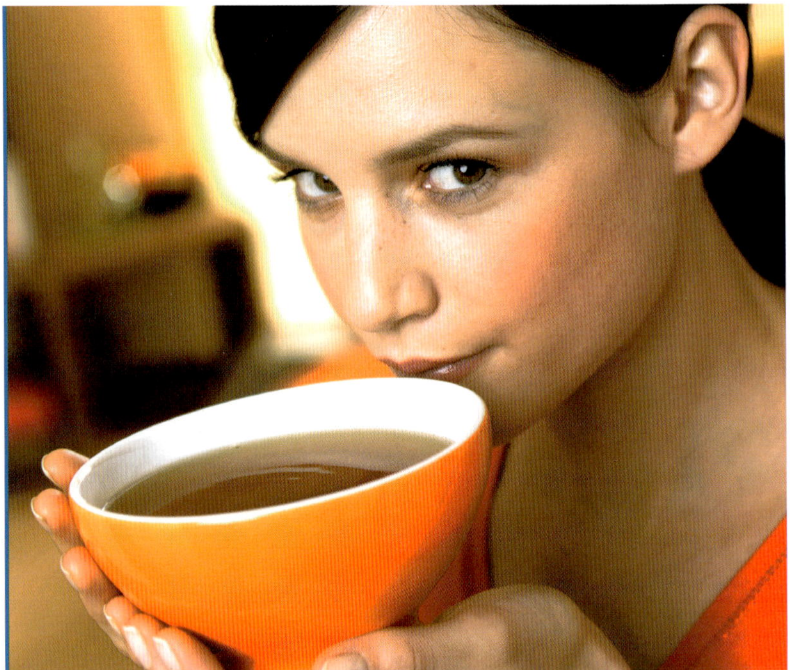

Lange erschwerten die unsicheren politischen Verhältnisse in ihrer hauptsächlichen Heimat – dem Balkan – die Einfuhr von Eberraute. Seit kurzem erhält man sie in Apotheken wieder häufiger, beispielsweise unter dem Handelsnamen »Eberrautin«.

In einer Studie der Universität Köln, durchgeführt an 27 professionellen Eishockeyspielern, konnte die Infektanfälligkeit durch den Tee deutlich gesenkt werden. Die Sportler – ansonsten aufgrund ihres hohen Stresslevels überdurchschnittlich anfällig für Infekte – litten deutlich seltener an Erkrankungen der oberen Atemwege. Zudem wurde von ihnen dankbar registriert, dass Eberrautentee durchaus angenehm schmeckt und zum Alltagsgetränk taugt.

## Die Anwendung

1 gehäuften Teelöffel Eberrautenblätter mit 150 Milliliter Wasser aufkochen, 30 Sekunden köcheln lassen, danach abseihen. Möglich ist auch der normale Teeaufguss: 1 gehäuften Teelöffel mit 150 Milliliter

heißem Wasser überbrühen, 10 Minuten lang ziehen lassen, danach abseihen. Tagesdosis: 2 bis 3 Tassen. Die Anwendung sollte über mindestens 8 Wochen erfolgen.

# Enzyme

## Heiltraditionen

Schon die Indianer Mittel- und Südamerikas heilten mit den Blättern und Früchten des Melonenbaums sowie den Früchten der Ananas, wobei sie freilich noch nicht wussten, dass deren Heilwirkungen hauptsächlich in speziellen Enzymen begründet sind. Im Mittelalter brachte man den Saft von Wolfsmilchgewächsen auf Furunkel und Geschwüre auf, und auch hier lag die Wirkung an einem Enzym.
Die moderne Enzymtherapie setzt auf Enzympräparate, wobei mittlerweile die Darreichungsformen über Tabletten und Salben bis zu Injektionslösungen reichen. Für den Selbstanwender sind nur Tabletten und Salben geeignet.

## Gegen entzündliche Sportverletzungen

Enzyme spielen bei Entzündungen und Heilungsprozessen eine wichtige Rolle. Sie stimulieren die Fresszellen der Immunabwehr in ihrem Kampf gegen feindliche Mikroorganismen und Schadstoffe und helfen dabei, diese oft »maskierten« Eindringlinge zu erkennen. Wenn beim Kampf der Immunabwehr gegen die Eindringlinge Zelltrümmer und Gifte zurückbleiben, gewährleisten Enzyme deren raschen Abtransport. Darüber hinaus hemmen Enzyme die Blutgerinnung und Entzündungen, sodass sie gerade bei Sportverletzungen mit entzündlichem Verlauf eine große Hilfe sein können.
Um wirken zu können, müssen Enzyme allerdings unbeschadet den Magen passieren, um im Darm verwertet werden zu können – und das

Enzympräparate wirken vor allem als Entzündungshemmer. Deswegen sollte man sie nicht vorbehaltlos mit anderen entzündungshemmenden Medikamenten kombinieren. Sie können auch die Wirkung von homöopathischen Mitteln einschränken (wahrscheinlich allein schon durch Schutz- und Farbstoffe, die sich in den kompakten Hüllen der Enzymtabletten befinden).

ist in Anbetracht der Größe der Enzymverbindungen und ihrer Anfälligkeit gegenüber Säuren eher unwahrscheinlich. Weswegen die Hersteller ihre Enzyme in magensaftresistenten Hüllen verpacken, die den Tabletten trotz geringem Wirkstoffgehalt eine beachtliche Größe verleihen und sie für Menschen mit Allergien und einer empfindlichen Verdauung möglicherweise zu einem Problem werden lassen.

### Die Anwendung

Enzyme haben bestimmte Vorlieben, welche Vorgänge sie in Gang setzen: Das Ananasenzym Bromelain hat seine Stärken im Abbau von Schwellungen, das Papayaenzym Papain soll die für Autoimmunkrankheiten wie Arthritis typischen Immunkomplexe auflösen, während die beiden tierischen Enzyme Trypsin und Chymotrypsin den Blutklebstoff Fibrin auflösen und dadurch den Blutfluss verbessern. Die Dosierung wird am Anfang der Therapie recht hoch angesetzt, kann dann aber allmählich reduziert werden. Orientieren Sie sich an der Packungsbeilage. Die bekanntesten in der Apotheke erhältlichen Enzympräparate sind Musal, Phlogenzym und Wobenzym.

Heilerde kann auch innerlich angewendet werden. Wissenschaftliche Studien belegen, dass der Verzehr von Heilerde bei Sodbrennen hilft. Im Darm »entschärft« sie Gifte und Faulgase; ein wenig Heilerde während einer Fastenkur verhindert, dass man Mundgeruch bekommt.

## Heilerde

### Heiltraditionen

Schon die alten Ägypter verwendeten Löss vom Nil, um rheumatische Erkrankungen und entzündete Gelenke zu behandeln. Die römischen Ärzte der Antike verordneten Erde aus Sizilien als Mittel bei Vergiftungen und Knochenbrüchen.

Der bekannteste Anwender in der Geschichte ist aber der »Lehmpastor« Leopold Emanuel Felke (1856–1926). Er soll bis zu seinem Lebensende über 500 000 Menschen behandelt haben – die meisten davon mit heilender Erde.

## Gegen Schwellungen und Entzündungen

Packungen aus Lehm, Löss, Moor und Fango helfen bei allen Erkrankungen, die mit Schwellungen und Entzündungen einhergehen, vor allem aber bei Erkrankungen des rheumatischen Formenkreises sowie bei Sportverletzungen wie Prellungen und Verstauchungen. Die Wirkung kommt im Wesentlichen dadurch zustande, dass die mikroskopisch kleinen Heilerdekörner große Mengen an Schad- und Giftstoffen aufsaugen; darüber hinaus wirken sie anregend auf die Durchblutung.

Für die äußerliche Anwendung feuchtet man Heilerde mit kaltem oder warmem Wasser an. Dafür genügen auch weniger feinkörnige Erden, die preisgünstiger sind.

## Die Anwendung

Fertig zubereitete Erden bekommt man in der Apotheke. Man kann sie in der Regel direkt auf den kranken Körperteil aufbringen – so empfahl es auch schon der »Lehmpastor«. Der schwellungslindernde Effekt wird erhöht, wenn man einige Tropfen Hyzum (eine Arnikalösung) hinzugibt.
Die Dauer der Anwendung richtet sich nach der Verletzung. In einigen Fällen kann es durchaus sinnvoll sein, die Packung über Nacht zu tragen. Dazu muss sie mit einem Mull- oder Leinentuch sowie mit einer Binde fixiert werden.

# Homöopathie

## Heiltraditionen

Der Ansatz der Homöopathie unterscheidet sich in vielen Punkten von dem der Pflanzenheilkunde, auch wenn bei beiden Therapierichtungen natürlich die Anwendung von Heilpflanzen dominiert. So stehen in der Homöopathie weniger die Wirkstoffe einer Pflanze im Mittelpunkt als vielmehr die körperlichen Reaktionen, die durch sie ausgelöst werden.

Bei der Betrachtung der Krankheitsentwicklung werden zuerst die körperlich-geistigen Bedingungen des betroffenen Menschen herangezogen – und nicht Krankheitserreger, Gifte und andere äußere Faktoren, wie sie bei der Schulmedizin im Zentrum stehen.

Vor dem Hinunterschlucken sollten homöopathische Mittel möglichst lange im Mund bleiben. Sie werden durch die Mundschleimhaut dann schneller aufgenommen.

Hauptvertreter der Homöopathie ist der deutsche Arzt Samuel Hahnemann (1755–1843), ihr Ausgangspunkt ist jedoch der antike griechische Arzt Hippokrates (ca. 460–370 v. Chr.), der schon vor 2500 Jahren die Ansicht vertrat, dass man nicht die Krankheit, sondern den kranken Patienten in seiner Gesamtheit behandeln müsse. Denn schließlich sei jede Krankheit letzten Endes nichts anderes als der Ausdruck dafür, dass der Körper ein verloren gegangenes Gleichgewicht wieder herzustellen versuche – und bei diesem Bemühen müsse man ihn, so Hippokrates, wirksam unterstützen.

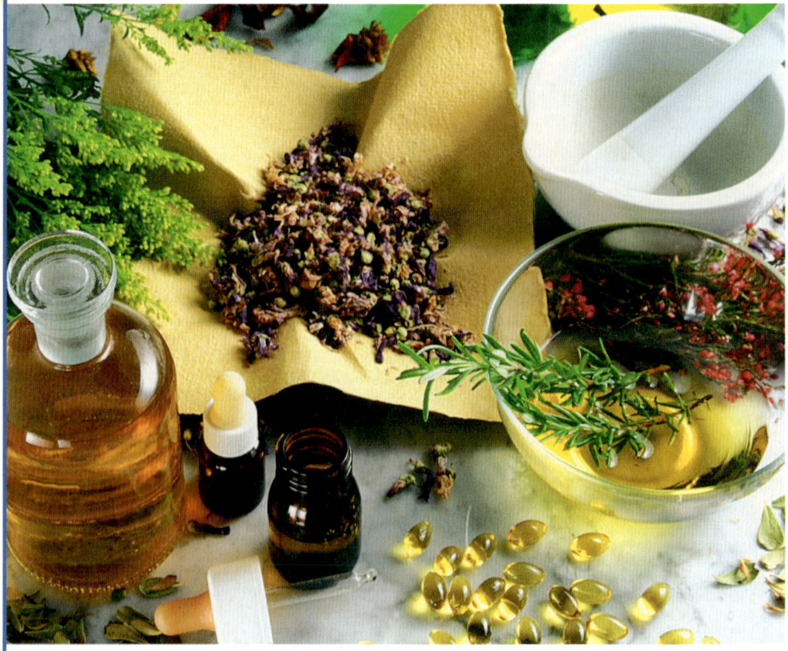

*Ausgangsstoffe für Homöopathika sind zum Großteil pflanzlichen, aber auch mineralischen und tierischen Ursprungs.*

## Ähnliches mit Ähnlichem heilen

Und noch etwas entdeckte Hippokrates, das zum Meilenstein der modernen Homöopathie werden sollte, dass man nämlich Gleiches mit Gleichem bzw. Ähnliches mit Ähnlichem behandeln müsse. Gegen das Fieber müsse man also in minimaler Dosierung etwas verschreiben, das in höherer Dosierung beim gesunden Menschen die Körpertemperatur ansteigen lässt, und gegen Schmerzen müsse etwas verabreicht werden, dass in höherer Dosierung beim gesunden Menschen Schmerzen auslöst.
Daher auch der Name »Homöopathie«: homoios = gleichartig, ähnlich; pathos = Leid, Schmerz, Krankheit.

## Die Selbstheilungskräfte stärken

Die Homöopathie arbeitet u. a. mit extremen Verdünnungen (den so genannten Potenzen). Sie sind zum Teil so verdünnt, dass sich im letztendlichen Medikament kein Wirkstoff mehr nachweisen lässt. Dieser Umstand verschaffte ihr natürlich lange Zeit die Kritik der Schulmedizin, denn hier konnte man die Wirksamkeit eines an sich wirkstofflosen Arzneimittels unmöglich akzeptieren. Darüber hinaus entzieht sich der ganzheitliche Ansatz der Homöopathie, in dem auch die Persönlichkeitsmerkmale des Individuums eine Rolle spielen, dem wissenschaftlichen Zugriff. Denn wie soll man die Wirksamkeit eines Arzneimittels messen oder nachweisen können, wenn es beim Patienten X hilft, beim Patienten Y, der eigentlich die gleiche Krankheit hat, jedoch nicht?
Nichtsdestoweniger existieren mittlerweile für einige homöopathische Kombinationspräparate zahlreiche klinische Studien, sodass auch Schulmediziner mehr und mehr zugeben müssen, dass Homöopathie wirkt. Vor allem regt sie die Selbstheilungskräfte des Körpers an. Doch wie das im Einzelnen vonstatten geht, ist noch ungeklärt.

Homöopathika können Sie rezeptfrei in der Apotheke kaufen. Sie sind über viele Jahre haltbar, wenn man sie kühl, trocken und dunkel lagert. Dadurch eignen sie sich gut zur Aufbewahrung in der Hausapotheke.

## Die Anwendung

Wer mit homöopathischen Heilmitteln Erfolge erzielen will, muss sich als ganze Persönlichkeit treffend analysieren oder – sehr viel empfehlenswerter – von einem erfahrenen Heilpraktiker analysieren lassen, da bei der Homöopathie nicht nur die Art der Erkrankung (beispielsweise Dermatitis, Achillessehnenentzündung), sondern auch die ganzheitlich-persönlichen und individuellen Aspekte (beispielsweise stark aufbrausender Charakter, Ängstlichkeit) eine ganz entscheidende Rolle spielen.

Homöopathische Mittel erhält man als Salben, Tropfen, Tabletten und Globuli. Diese kleinen Kügelchen sind vor allem bei Kindern recht beliebt.

Es gibt mittlerweile aber einige homöopathische Fertigmischungen, die sich auch ohne detaillierte Berücksichtigung der Persönlichkeit als erfolgreich erwiesen haben.
In der Sportmedizin konnten sich vor allem Traumeel-Produkte durchsetzen, die sowohl zur innerlichen als auch zur äußerlichen Anwendung angeboten werden. Darüber hinaus gibt es noch eine ganze Reihe von anderen Präparaten, die bei bestimmten Sportlerbeschwerden hilfreich sein können.

## Die Antidotliste der Homöopathie

**Als Heilkunde, die auf der feinstofflichen Ebene wirkt, kann die Homöopathie von einigen grobstofflichen Chemikalien massiv in ihrer Wirkung beeinträchtigt werden. Man bezeichnet diese Substanzen als Antidote. Im Einzelnen sind das:**

- **Kaffee und andere Getränke mit hohem Koffeingehalt**
- **Ätherische Öle, Hustenbonbons, pflanzliche Heilbäder, pfefferminzhaltige Zahnpasten und Kaugummis**
- **Parfüm**
- **Aromatische Gewürze und Gewürzzubereitungen, stark gewürzte Speisen**

# Magnettherapie

## Heiltraditionen

Schon Hippokrates behandelte Unfruchtbarkeit und Menstruationsbeschwerden bei Frauen, indem er ihnen Tampons einführte, die mit magnetischem Gestein behandelt waren. Und für Paracelsus stand fest: »Der Magnet ist ein Meisterstück für den Künstler der Arznei.« Er selbst verwendete die anziehenden Metalle vor allem zur Behandlung von Wunden und Knochenbrüchen.

Doch danach gerieten sie erst einmal in Vergessenheit und später sogar in Misskredit. Der Grund: Die meisten Menschen denken heute im Zusammenhang mit Magnetkräften an die – möglicherweise schädlichen – elektromagnetischen Wellen, wie sie von Starkstromleitungen ausgehen (die allerdings nichts mit den Kräften aus Permanentmagneten zu tun haben). Oder man denkt an das Handauflegen des schwäbischen Arztes Franz Anton Mesmer (1734–1815). Der hatte wohl anfangs noch mit echten Magneten gearbeitet, doch später vertraute er nur noch jenen Magnetkräften, die angeblich von ihm selbst ausgehen sollten. Der Ruf der Heilmagnete war damit erst einmal ruiniert, doch in jüngster Zeit feiern sie wieder ein beachtliches Comeback.

Schädliche Nebenwirkungen wurden bei Magneten bislang nicht beobachtet. Sie sind wohl auch nicht zu erwarten, denn die Weltgesundheitsorganisation (WHO) erklärte statische Magnetfelder bis zu einer Stärke von 20 000 Gauss für unbedenklich – und Heilmagneten werden lediglich in Stärken von 300 bis 5000 Gauss eingesetzt.

## Schmerzhemmende Wirkung

Eine der beeindruckendsten Untersuchungen stammt aus den USA. Dr. Michael Weintraub vom New York Medical College führte sie an 24 Patienten durch, die aufgrund von starkem Diabetes mellitus an schmerzhaften Durchblutungsstörungen der Füße litten. Für den einen Fuß erhielten sie eine magnetische Einlegesohle, der andere Fuß wurde lediglich mit einer wirkungslosen Plazebosohle ausgestattet. Einen Monat später zeigten die »Magnetfüße« deutliche Besserungen, die Schmerzen waren dort erheblich stärker zurückgegangen als bei den Füßen, die nur zum Schein behandelt wurden. Andere Studien belegen schmerzhemmende Wirkungen bei Arthritis- und Fibromyalgiepatienten. In den USA sind es unter den Leistungssportlern vor allem Golf- und Tennisspieler, die auf Magnete setzen, um Entzündungen in ihren Unterarmen zu lindern. In Deutschland arbeitet u. a. der Münchner Mediziner Dr. Michael Kris seit einiger Zeit mit Dauermagneten. Nach seinen Erfahrungen »liegt die Erfolgsquote bei der Behandlung von Weichteilverletzungen bei mehr als 70 %«. Dr. Thomas Laser, Orthopäde an der Klinik Jägerwinkel, sieht hingegen »die größten Chancen der Magneten in der Behandlung von Rücken-, Gelenk- und Muskelschmerzen«.

Grundsätzlich wird davon abgeraten, Magneten bei Patienten mit Herzschrittmachern einzusetzen, denn diese Geräte werden durch Magnetwellen möglicherweise irritiert. Schwangeren bis zum sechsten Monat wird ebenfalls davon abgeraten, da noch zu wenig über die Wirkung von Magnetkräften auf das ungeborene Leben bekannt ist.

## Förderung der Durchblutung

Bleibt die Frage, auf welchem physiologischem Weg Magnete eigentlich zur Schmerzlinderung beitragen. Schon länger bekannt ist, dass Magnetkräfte über ihren Einfluss auf gelöste Salzionen das physikalische Verhalten von Flüssigkeiten verändern können. Wissenschaftliche Laborversuche ergaben, dass sie den Blutfluss verbessern und die Blutgefäße erweitern. Die schmerzhemmende Wirkung von Magneten lässt sich also möglicherweise dadurch erklären, dass sie die Durchblutung anregen und so zu einem Abbau der Entzündungen beitragen.

## Die Anwendung

Die Zeiten, wo die Patienten noch unhandliche und kiloschwere Metallklötze unter ihre Füße stellen mussten, sind vorbei. In Japan entwickelte man bereits in den 1960er Jahren kleine Magnetpflaster von der Größe eines Eurostücks, die mit der Nordpolseite nach unten auf der Haut befestigt werden. Den derzeitigen Höhepunkt der Weiterentwicklung stellen wechselpolare Magnetfolien dar, auf denen Nord- und Südpole wechselweise in Kreisen angeordnet sind. Auch sie lassen sich problemlos unter der Kleidung verstecken und werden mit einem Pflaster auf der Haut befestigt. Man erhält sie in der Apotheke (LiTai, Bioflex) und im Direktversand (Nikken).

# Ringelblume

## Heiltraditionen

Ringelblume (lateinisch Calendula officinalis) besitzt eine lange Geschichte, ihr Einsatz als Heilmittel reicht wahrscheinlich bis ins Altertum zurück. Einige griechische und hellenische Autoren erwähnten jedenfalls eine Pflanze namens Klymenon, die ihrer Beschreibung nach wohl mit unserer Ringelblume identisch war und die zur Behandlung von Verletzungen, vor allem von Brandwunden, eingesetzt wurde. Die berühmte Äbtissin Hildegard von Bingen (1098–1179) verwendete Calendula innerlich zur Behandlung von Verdauungsstörungen und Vergiftungen und äußerlich in Form einer Specksalbe bei Ekzemen der Haut. Einige Jahre später wurde die orangegelbe Blume als »Frauenkraut« entdeckt. So wurde von einigen Ärzten empfohlen, die Blüten in Eierkuchen zu backen und jenen Frauen zum Essen zu geben, »welchen die monatliche Zeit zu viel oder zu wenig fließt«.

Die mannigfaltigen Effekte von Calendula sind mittlerweile auch durch viele wissenschaftliche Studien gut belegt. Sie sollte daher in keiner Hausapotheke fehlen.

## Gegen Wundschmerzen

Calendula hilft bei der Wundheilung auf unterschiedlichen Ebenen. So wirkt sie desinfizierend und entzündungshemmend, außerdem stimuliert sie die Aktivität der Fresszellen unseres Immunsystems: Geschädigte Gewebeteile werden von ihnen schneller verdaut und abtransportiert, sodass sie dem Wiederaufbau neuer Gewebeteile nicht mehr im Weg stehen können.

*Die Ringelblume hat zahlreiche volkstümliche Bezeichnungen: etwa Gold- oder Hochzeitsblume, Marienrose oder Sonnenwendblume.*

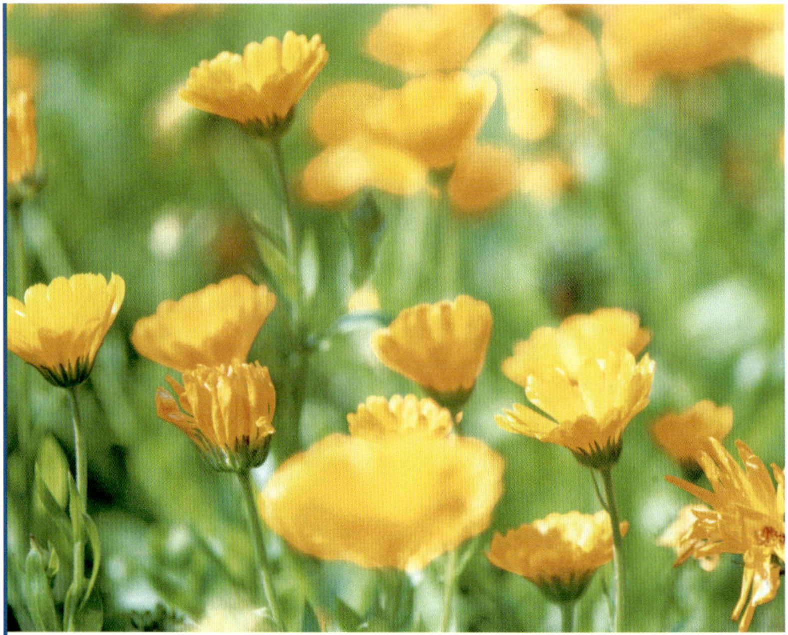

Empfehlenswerte Calendulapräparate: Dr. Theiss Ringelblumensalbe, Calendumed-Salbe DHU, Calendula Salbe Weleda (Salben); Calendula-Öl Nestmann, Befelka-Öl (Öle).

Ein weiterer Calendulaeffekt: Sie beschleunigt den Wundverschluss, indem sie im Blut die Bildung von Gerüststoffen unterstützt, die zum Aufbau der Wundkruste benötigt werden.
Calendula gehört zu den klassischen Heilpflanzen für die Behandlung von offenen und stumpfen Verletzungen. Hier kommt sie sowohl einzeln als auch im Verbund mit anderen Heilkräutern wie etwa Johanniskraut und Arnika zum Einsatz, wobei sie keinesfalls auf »Bagatell-Wehwehchen« wie blaue Flecken oder kleine Kratzer beschränkt ist.

## Die Anwendung

Bei schmerzhaften Erkrankungen macht die Zubereitung von Calendula als Tee nur wenig Sinn, da die Pflanze über zahlreiche wasserunlösliche Wirkstoffe verfügt. Sie entfaltet ihre Wirkungen am besten

in Form von Öl, Tinktur oder fetten Salben. Als Öl und Tinktur kann sie sowohl innerlich (bei Frauenkrankheiten) als auch äußerlich (bei Wunden und Entzündungen der Haut) zur Anwendung kommen.
Von der Pharmaindustrie wird Calendula in unzähligen Variationen angeboten, wobei Salben und Cremes deutlich überwiegen und Calendula oft mit anderen Heilpflanzen kombiniert wird. Wie bei allen anderen industriellen Produkten gibt es auch bei Calendulazubereitungen solche mit hoher und mit geringer Qualität. Als Grundregel gilt, dass man ein Präparat bevorzugen sollte, dem möglichst keine oder nur sehr wenige Farb- und Duftstoffe beigemischt wurden.

Salz eignet sich auch gut als Kältestabilisator. Ein mit Kochsalz und Eiswürfeln gefüllter Beutel kann daher eine wirksame Hilfe bei Kopfschmerzen, Blutergüssen und Gelenkschwellungen sein.

# Salz

## Heiltraditionen

Salz ist nicht nur das älteste Gewürz der Geschichte, sondern hat auch als Heilmittel eine lange Tradition. Im alten Ägypten wurde es zur Desinfektion von Wunden eingesetzt, gelegentlich wurde es aber auch in Zäpfchen zur Anregung der Verdauung verarbeitet. Der griechische Arzt Hippokrates schrieb dem Salz schleimausführende Kräfte zu; mit Honig vermischt wurde es gegen Hauterkrankungen und Sommersprossen eingesetzt.
Heute besitzt Salz einen eher schlechten Ruf, da die salzhaltige Kost unserer Zeit als eine der Ursachen für Bluthochdruck angesehen wird. Dadurch sind die mannigfaltigen Heilwirkungen des Minerals leider etwas in Vergessenheit geraten.

## Schmerzhemmende Wirkung

Das klassische Kochsalz besteht aus Natriumchlorid. Es erfüllt eine Reihe von wichtigen Funktionen in unserem Organismus. Tatsache ist jedoch, dass unsere tägliche Kost eher zu viel davon enthält (man denke an die versteckten Salze in vielen Nahrungsmitteln), weswegen der Salzverzehr – mit Ausnahme der Salz- und Meerwassertrinkkuren, die einen gezielten Trainingsreiz für unseren Körper darstellen – keinen medizinischen Zweck erfüllt.

Großen Erfolg auf vielen Gebieten erzielt man hingegen mit äußerlichen Salzanwendungen, wobei man sich hier in erster Linie den desinfizierenden und entzündungshemmenden Effekt des Salzwassers zunutze macht.

### Die Anwendung

Vollbäder in Salzwasser (z. B. im Toten Meer) fördern die Muskelentspannung und Durchblutung in den äußeren Blutgefäßen, Blutdruck und Pulsfrequenz werden deutlich gesenkt.

Gibt man etwas Salz in das Wasser für Kältekompressen, gelangt der Kühleffekt besser in die tieferen Gewebeschichten. Deshalb eignet sich der Salzzusatz für Kälteanwendungen bei Bänder- und Sehnenverletzungen sowie bei Schäden an tiefer gelegenen Muskeln.

Die althergebrachte These, wonach der Kochsalzkonsum zu Bluthochdruck beiträgt, ist mittlerweile stark umstritten. Viele Wissenschaftler gehen davon aus, dass nur so genannte salzsensitive Menschen auf ihre Salzzufuhr achten müssen. Bei gesunden Menschen beträgt der Anteil gerade einmal 20 % – bei Hypertonikern sind es etwa 50 %.

## Teufelskralle

### Heiltraditionen

Die Teufelskralle (lateinisch Harpagophytum procumbens) hat ihre Heimat in den Steppen Südafrikas und Namibias. Dort werden ihre Wurzeln schon lange zur Behandlung von Bluterkrankungen, Fieber und Schmerzen eingesetzt.

In der hiesigen Volksmedizin haben sie sich bei Stoffwechselerkrankungen, Arthritis sowie bei Leber-, Gallen-, Nieren- und Blasenleiden bewährt. Einige Naturärzte empfehlen sie auch bei Allergien. Jüngere Studien belegen die Wirksamkeit von Harpagophytum bei rheumatischen Erkrankungen.

## Gegen Rückenschmerzen

Die Wurzeln der Teufelskralle enthalten den Wirkstoff Harpagosid, der die Produktion von schmerz- und entzündungsfördernden Substanzen blockiert. Ein weiterer Vorteil von Harpagosid: Es wird von unserem Körper überdurchschnittlich gut aufgenommen.
Untersuchungen an der Universitätsklinik Frankfurt am Main ergaben, dass mit Hilfe der Teufelskralle Rückenschmerzen zum Teil effektiver bekämpft werden konnten als mit herkömmlichen Rheumamitteln; die Nebenwirkungen waren in jedem Fall geringer. Auch die Kosten betrugen gerade mal ein Drittel der herkömmlichen Therapie.

Abkochungen und Aufgüsse der Teufelskrallenwurzeln schmecken streng und bitter. Wer den Geschmack nicht ertragen kann, dem sei der Umstieg auf Extrakte geraten.

## Die Anwendung

### Abkochung

1 Teelöffel der Wurzeln in 1 Tasse Wasser geben, aufkochen und für 10 bis 15 Minuten weiterköcheln lassen, dann abseihen. Trinken Sie davon 3 Tassen pro Tag über mindestens 4 Wochen.

### Aufguss

5 Gramm Wurzeln mit 300 Milliliter kochendem Wasser übergießen und 8 Stunden bei Raumtemperatur (am besten über Nacht) stehen lassen, dann abseihen. Trinken Sie über den Tag verteilt 3 Tassen davon, mindestens 4 Wochen lang.

### Extrakt

Mittlerweile ist die Teufelskralle auch als Extrakt in der Apotheke erhältlich. Die als wirksam ausgetestete Dosis liegt bei 2400 Milligramm Trockenextrakt (Verdünnungsverhältnis 2,5 : 1) pro Tag. Leider variieren die Verdünnungsverhältnisse der Extrakte von Hersteller zu Hersteller recht stark. Achten Sie daher unbedingt auch auf den Beipackzettel!

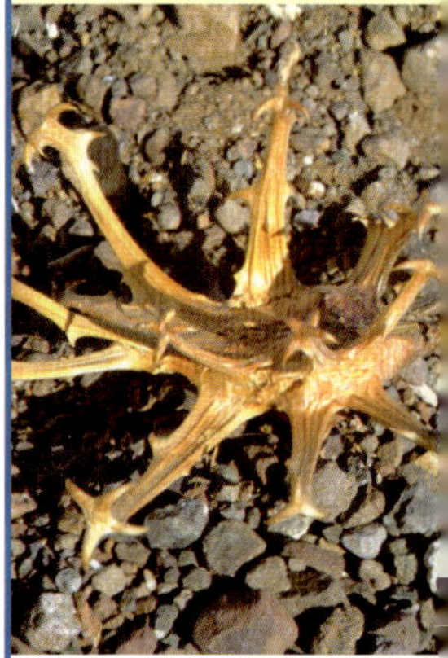

*Der Name »Teufelskralle« ist auf die verholzten Früchte der Pflanze zurückzuführen, die sich mit Haken an Gegenständen oder Lebewesen hartnäckig festheften und so verbreitet werden.*

Kältereize durch Wasser sind risikoarm; dennoch müssen einige Vorsichtsmaßnahmen beachtet werden. So sollten sie in ihrer Intensität langsam gesteigert werden. Außerdem darf kaltes Wasser nur angewendet werden, wenn der Körper vorher erwärmt ist. Wer also kalte Füße hat, muss sie vor der Kaltanwendung erst erwärmen, z. B. durch ein Fußbad.

# Wassertherapie

## Heiltraditionen

Die Wurzeln der Wassertherapie reichen bis in die Antike zurück. Danach wurde sie jedoch lange Zeit vergessen. Erst der Landwirt Vinzenz Prießnitz (1799–1851) und der Pfarrer Sebastian Kneipp (1821–1897) holten sie wieder aus der Versenkung hervor.

Kneipp erprobte die Wirkungen der Wassergüsse und -bäder zunächst an sich selbst, um daraus schließlich ein Behandlungssystem zu entwickeln, das immer weiter verfeinert wurde. Er gründete seine eigene Badeanstalt, wo er im Beisein von Ärzten seine Sprechstunden abhielt. Kneipp – dessen Lehre weit mehr als die bloßen Wasseranwendungen umfasst – kann getrost als einer der Urväter der modernen Naturheilkunde gelten.

## Blutgefäßtraining

Bei der Wasser- bzw. Hydrotherapie geht es darum, systematische Kälte- und Wärmereize zu setzen. Dabei kommt es zu Trainingseffekten auf den Körper und vor allem auf seine Blutgefäße, deren positiver Einfluss auf die Gesundheit mittlerweile wissenschaftlich gut abgesichert ist:

- Die Immunabwehr wird gestärkt.
- Die Schmerzsensibilität wird gesenkt.
- Der Blutkreislauf wird stabilisiert.
- Die Herzfrequenz wird gesenkt.
- Mäßiger Bluthochdruck wird gesenkt.
- Das vegetative Nervensystem wird in Richtung einer längerfristigen Entspannung orientiert, die Ausschüttung von Stresshormonen wird verringert, die Ausschüttung von schmerzhemmenden Endorphinen gesteigert.

- Das Stoffwechselgeschehen wird günstig beeinflusst, der Abbau von Stoffwechselzwischenprodukten, die zu schmerzhaften Muskelverspannungen führen können, wird beschleunigt.

## Die Anwendung

Je nach Art der Schmerzen können die Anwendungen recht unterschiedlich sein. Gegen Rückenprobleme wie etwa Hexenschuss helfen Bewegungsbäder, bei akuten Gichtschmerzen haben sich kalte Umschläge bewährt, und gegen rheumatische Erkrankungen verordnete Kneipp das so genannte nasse Hemd.

Gegen Schmerzen allgemein helfen aufsteigende Fußbäder: Gießen Sie 33 °C warmes Wasser in eine Fußbadewanne, bis Ihnen das Wasser bis zur Wade reicht. Dann gießen Sie immer wieder heißes Wasser hinzu. Die Anwendung sollte mindestens 15 Minuten dauern, am Schluss sollte die Wassertemperatur bei 42 °C liegen. Danach trocknen Sie sich ab und ziehen sich warme Socken an.

Zur Stärkung der Immunabwehr helfen kalte Duschen am Morgen. Die Dauer kann von wenigen Sekunden bis ein oder zwei Minuten reichen. Wichtig ist immer, dass der Kältereiz so lange auf den Körper einwirkt, bis er nicht mehr als solcher empfunden wird. Sollten sich Schmerzen oder sonstige Probleme einstellen, ist die kalte Dusche natürlich sofort zu beenden!

Morgendliche Waschungen mit einem nassen, kalten Waschlappen sind nicht ganz so effektiv, aber ebenfalls immunstärkend. Ihr Vorteil: Sie eignen sich auch für Menschen, die überdurchschnittlich kälteempfindlich sind. Man fährt dabei mit dem kalten Lappen vom rechten Handrücken bis zur Schulter, dann am inneren Arm zurück und außen wieder hoch. Es folgen Achsel, Hals, Brust, Bauch und Hüfte, bis man schließlich zum linken Arm überwechselt, wo wieder in derselben Reihenfolge verfahren wird.

Vor Wasseranwendungen dürfen Herz und Kreislauf nicht angeregt sein. Kalte oder wechselwarme Wasseranwendungen unmittelbar nach dem Sport wirken nicht als Blutgefäßtraining, da Herz und Kreislauf ja ohnehin schon auf vollen Touren laufen.

Ob Bänderverletzung, Muskelkrampf,
Kniebeschwerden oder Zerrung –
hier erfahren Sie alles zu Symptomen,
Ursachen und wirkungsvoller Abhilfe
auf die sanfte Art!

# Die natürliche Sportler-apotheke von A bis Z

## Typische Erkrankungen und Verletzungen heilen

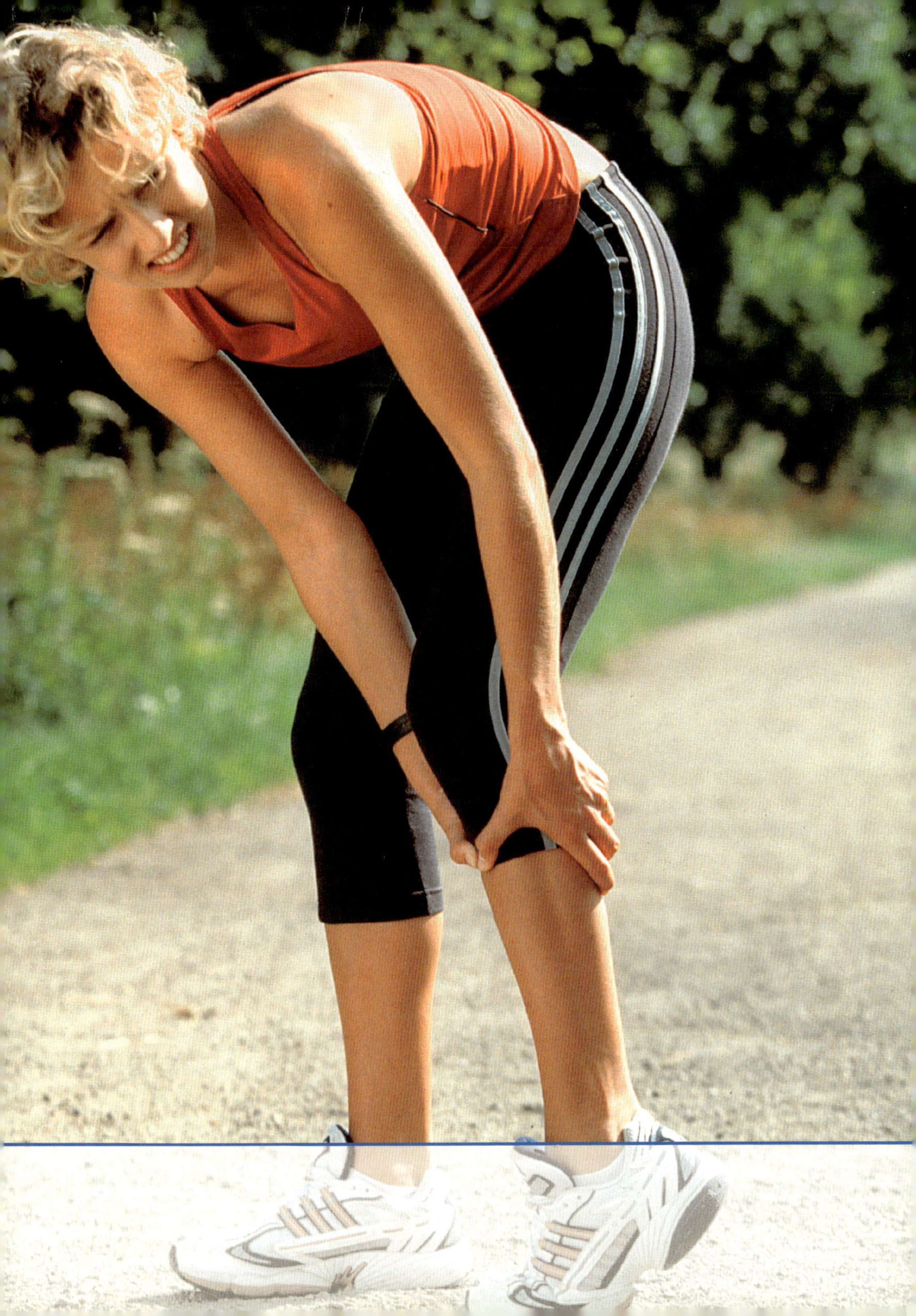

# Abwehrschwäche

## Symptome

- Wiederholtes Auftreten von Infektionskrankheiten wie Erkältungen, Bronchitis, Akne u. a.
- Bereits bestehende Infektionskrankheiten benötigen sehr viel Zeit, um in den Heilungsprozess überzugehen

## Ursachen

Hauptauslöser für Immunschwächen sind Ernährungsfehler und psychische Belastungen. Sport wirkt zwar insgesamt stärkend auf das Immunsystem; wird er jedoch leistungsmäßig betrieben, führt er zu Stress, der wiederum die Immunabwehr schwächt. Spitzenathleten leiden überdurchschnittlich häufig unter Infektionen.

Wissenschaftliche Daten zeigen, dass Vitamin C im isolierten Zustand weniger immunstärkend wirkt, als wenn es in seinem natürlichen Verbund mit anderen Biostoffen eingenommen wird. Fazit: Eine vitaminreiche Ernährung schützt vor Infekten, nicht aber die Vitaminbrausetablette im Wasserglas.

### Organische Hintergründe

Die Immunabwehr wird durch mehrere Organe geleistet. Eine zentrale Rolle spielt jedoch das Blut. Dessen Zusammensetzung entscheidet darüber, inwieweit der Körper Infekte abwehren kann oder nicht.

### Psychische Hintergründe

Unser Immunsystem steht in engem Kontakt zur Psyche. Immunstärkend wirken Hoffnung, Lebensfreude, Gelassenheit, Zufriedenheit; immunschwächend wirken Trauer, Angst, Unruhe, Verzweiflung, Resignation.
Interessanterweise wirkt unser Immunsystem über spezielle Botenstoffe auch umgekehrt auf die Psyche. So führt eine überforderte Immunabwehr zu Müdigkeit, Konzentrationsschwäche und Reizbarkeit. Werden beim Sportler solche Symptome beobachtet, können sie auch Hinweise auf immunologische Probleme sein.

## Immunstärkende Heilpflanzen

▸ **Cystustee (Cistus incanus)** Der aus Griechenland stammende Tee enthält immunstärkende Polyphenole. Sie steigern die Anzahl bestimmter Immunglobuline, die gerade in der Abwehr von Atemwegsinfekten eine zentrale Rolle spielen.

*Zubereitung:* 1 gestrichenen Esslöffel Cystusteekraut mit 1 Tasse (etwa 200 Milliliter) kochendem Wasser überbrühen, 5 Minuten lang ziehen lassen, abseihen. Mischen Sie 1 Teelöffel Honig und/oder den Saft von 1/2 Zitrone dazu. 2 bis 3 Tassen pro Tag trinken.

▸ **Eberrautentee (Artemisia abrotanum)** Die aus Südeuropa stammende Eberraute zeigte ihre immunstärkende Kraft in einer Studie an Kölner Eishockeyspielern – besonders anfällig für Atemwegsinfekte. Durch regelmäßige Anwendung von Eberrautentee konnten sie ihre Infektanfälligkeit deutlich senken.

*Zubereitung:* 1 gehäuften Teelöffel mit 1 Tasse kochendem Wasser überbrühen, 10 Minuten lang ziehen lassen, danach abseihen. 2 bis 3 Tassen pro Tag trinken.

Extrakte aus Sonnenhut (Echinacea) gelten als wirkungsvoll, wenn sich die ersten Symptome einer Erkältung zeigen. In einer amerikanischen Studie der Universität Wisconsin-Madison fanden sich jedoch keine Hinweise darauf, dass Echinacea die Symptome einer Erkältung dämpfen oder den Erkrankungsverlauf abkürzen kann.

## Zink

Zink wird überall dort im Körper benötigt, wo viele Zellteilungen stattfinden – und das ist bei den Einheiten des Immunsystems der Fall. Darüber hinaus ist das Mineral an über 300 Enzymen beteiligt, was für die Immunabwehr ebenfalls von zentraler Bedeutung ist. Unter Zinkmangel verringert sich der Aufbau von Lymphozyten, büßen Killerzellen an Aktivität ein, geraten Antikörper ins Hintertreffen, kommt es zu einer vorzeitigen Schrumpfung der Thymusdrüse.

Gerade Sportler haben oft Probleme, ihren Zinkbedarf (je nach Trainingsintensität bis zu 20 Milligramm täglich) zu decken. Zu beachten: Eiweißreiche Nahrung unterstützt, Phytinsäuren aus Getreideprodukten behindern die Zinkaufnahme. Zudem sollte man auf die Ver-

Wie wirksam Nasenspülungen sind, belegt eine Studie an 88 Bundeswehrrekruten. 27 von ihnen spülten morgens und abends sechs Wochen lang die Nase. Ergebnis: In den letzten drei Wochen war die Zahl der Krankentage der spülenden Rekruten um das Sechsfache geringer als die der nichtspülenden Kollegen.

## Vorbeugen – so bleiben Sie gesund

**Ansteigendes Fußbad nach Kneipp**

Besonders geeignet zur Bekämpfung beginnender Erkältungskrankheiten: Füllen Sie eine Fußbadewanne oder Schüssel mit 1 Liter 33 °C heißem Wasser. Jetzt die Füße hineinstellen. Dann etwa alle 2 Minuten heißes Wasser nachgießen, jedes Nachgießen sollte die Wassertemperatur um 1 °C ansteigen lassen. Die Anwendung ist beendet, wenn die Wassertemperatur gerade noch erträglich ist (höchstens 42 °C). Der beste Zeitpunkt dafür ist der frühe Abend.

**Nasenspülung der Yogis**

Man braucht dafür lauwarmes Salzwasser (0,9 g Salz auf 100 ml Wasser) und ein Kännchen mit langer Tülle, das man in Yogageschäften und mittlerweile auch in Apotheken erhält. Die Tülle der gefüllten Kanne wird auf eines der Nasenlöcher aufgesetzt, der Kopf wird zur entgegengesetzten Seite und leicht nach vorn gebeugt. Auf diese Weise läuft die Kochsalzlösung durch das eine Nasenloch hinein und durch das andere wieder hinaus. Ein Verfahren, das den natürlichen Schleimfluss unterstützt und verhindert, dass sich Krankheitserreger in den oberen Atemwegen festsetzen können. Die Anwendung erfolgt einmal pro Tag.

**Saunabaden**

Empfohlen werden einmal pro Woche 2 Saunagänge zu je 10 bis 15 Minuten. Patienten mit leichtem Bluthochdruck, die keine Medikamente bekommen, machen 2 Gänge von jeweils 8 bis 12 Minuten, nach denen sie sich beliebig abkühlen. Bei starkem Bluthochdruck sollte allerdings die Temperatur nicht die 80-°C-Grenze und die Luftfeuchtigkeit nicht die 14-%-Marke überschreiten. Man sitzt am besten auf den unteren Saunabänken, die Abkühlung sollte langsam und sanft erfolgen, also nicht durch »schockierende« Tauchbäder.

sorgung mit zinkreichen Nahrungsmitteln achten. Dazu zählen: Weizenkeime, Erbsen, Sonnenblumensamen, Hühnerei und Mais. Während der nasskalten Jahreszeit kann die Einnahme eines Zinkpräparats sinnvoll sein, am besten als Lutschpastillen, da es dann bereits im Mundraum seine antiviralen Effekte entfalten kann.

### Aromatherapie

Düfte wirken auf Teile unseres zentralen Nervensystems, die das Immunsystem steuern. Faulige und ätzende Gerüche schwächen die Immunabwehr, stärkend wirken die Düfte von Angelika, Bergamotte, Cajeput, Eukalyptus und Thymian. Geben Sie einige Tropfen der jeweiligen Öle auf einen Duftstein oder in eine Aromalampe, die Sie in Ihren Arbeits- und Wohnräumen aufstellen.

## Achillessehnenentzündung

### Symptome

- Die Erkrankung kommt meist schleichend, oft ohne ersichtlichen Grund (wie etwa einen Unfall)
- Die Sehne ist berührungsempfindlich und schmerzt vor allem, wenn sie nach einiger Zeit der Ruhe (z. B. im Bett) wieder bewegt wird
- Im fortgeschrittenen Stadium ist die Haut über der Sehne deutlich gerötet. Manchmal hört man es regelrecht knirschen

### Ursachen

Eine akute Achillessehnenentzündung tritt häufig auf bei Untrainierten, die ihr körperliches Training zu intensiv beginnen, aber auch bei Leistungssportlern, vor allem nach einem Wechsel des Bodens, auf dem trainiert wird, oder nach einem Wechsel von Schuhen, Lauftechnik oder Trainingsmethoden.

Mitunter können die Ursachen für Achillessehnenprobleme auch weit entfernt vom Fuß liegen. In therapieresistenten Fällen sollten z. B. Zahnwurzel- und Mandelentzündungen als Störfelder ins Kalkül gezogen werden. Hier kann die Sehnenentzündung erst verschwinden, wenn die ursächliche Krankheit behandelt worden ist.

In den letzten Jahren findet man die Achillessehnenentzündung immer mehr bei Joggern. Besonders häufig betroffen sind Sportler, die auf unebenen und weichen Böden wie Schotter- und Waldwegen trainieren, während harter Asphalt den Achillessehnen eher wenig ausmacht. In einer wissenschaftlichen Untersuchung der Laufstile stellte sich zudem heraus, dass die erkrankten Läufer mehr über den Mittelfuß abrollen und dadurch die Belastung auf die Achillessehne verstärken. Eine Fehlbelastung, die ihre Ursache ausgerechnet darin hat, dass die Laufschuhe von Herstellerseite mit immer besseren Dämpfungen ausgerüstet werden, um die Gelenke des Läufers zu schützen. Wenn jedoch die Kissen zu hoch sind, nehmen die Geschwindigkeit und die Hebelkräfte der seitwärts gerichteten Abrollbewegung am Fuß zu, und die Achillessehne wird stark belastet.

Auch wenn bei dem Trick mit dem Joghurtbecher das Eis direkten Kontakt mit der Haut bekommt, drohen an Ihrer Achillessehne keine Erfrierungen. Der Grund: Sie bewegen den Eisblock hin und her, sodass es wohl zu einer tiefen Kühlung, nicht aber zu unangenehmen »Frosterscheinungen« kommt.

## Fersenkeil

Es bringt schon etwas Entlastung für die entzündete Achillessehne, wenn man für eine Woche (nicht länger, da sie sich sonst verkürzt!) einen Fersenkeil von einem Zentimeter Dicke in den Schuh legt. In die Sportschuhe sollten diese Keile jedoch nicht gelegt werden, da sie die Belastung am Kniegelenk verstärken. Außerdem gibt es einige Sportler, deren Achillessehne auf Einlagen eher negativ reagiert.

## Kälte im Joghurtbecher

Langes Kühlen lindert Schmerzen und wirkt entzündungshemmend.
**Anwendung** Füllen Sie einen sauberen Joghurtbecher mit Wasser, legen Sie ihn ins Tiefkühlfach. Das Wasser gefriert, und Sie erhalten einen Eisblock mit Kunststoffhülle, den Sie immer weiter herausschieben können. Wickeln Sie aber zunächst ein dickes Tuch um den Becher, um Erfrierungen an Ihrer Hand zu vermeiden. Dann nehmen Sie den Eisbecher in eine Hand und führen ihn mit sanften Gleit-

bewegungen (die ungeschützte Eisseite hautwärts gerichtet) auf der entzündeten Sehne in Längsrichtung hin und her. Für Eisnachschub ist gesorgt, weil Ihre Handwärme das Eis vom Becherrand löst und dadurch den Eisblock immer ein wenig weiter herausschiebt. Wiederholen Sie die Anwendung 2-mal pro Tag.

## Die Waden lockern

Eine gelockerte Wadenmuskulatur übt weniger Zugbelastung auf die Achillessehne aus. Massieren Sie daher immer wieder Ihre Unterschenkel, lassen Sie aber dabei die Achillessehne unbehelligt!

## Schuhwechsel

Manchmal bewirkt bei Langstreckenläufern ein Wechsel des Schuhwerks regelrechte Wunder. Achten Sie bei der Neuanschaffung darauf, dass es nicht zu gut gepolstert ist. Denn die Polsterungen in Joggingschuhen dienen in der Regel dazu, die Kniegelenke zu entlasten – nicht selten reizen sie aber dadurch, dass sie dem Läufer einen relativ unnatürlichen Laufstil aufzwingen, die Achillessehne.

Entzündungshemmende Spritzen können bei Achillessehnenproblemen eine echte Erlösung sein. Aber: Jede Spritze bedeutet einen Stich ins Gewebe – und damit eine zusätzliche Reizung. Kortisonspritzen führen langfristig sogar zu einer Aufweichung des Sehnengewebes und erhöhen dadurch das Risiko für einen Riss!

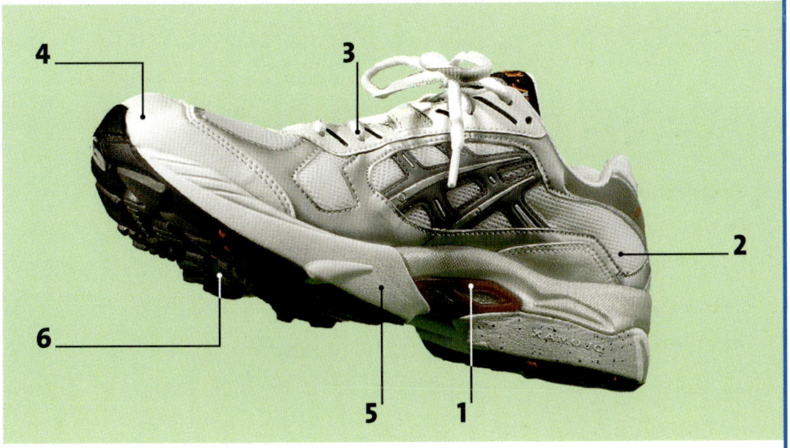


*Gute Laufschuhe – darauf kommt es an: (**1**) Pronationsstütze, (**2**) Fersenkappe, (**3**) Schnürung, (**4**) Zehenbox, (**5**) Zwischensohle, (**6**) Laufsohle.*

## Kurzfristiger Sportartenwechsel

Bei chronischen Achillessehnenbeschwerden hilft sehr häufig ein Wechsel zu einer Sportart mit völlig anderen Bewegungsschwerpunkten. Das Interessante: Dieser Wechsel muss durchaus nicht für immer sein. So gibt es etliche Fußballspieler, die wegen akuter Schmerzen an der Achillessehne zum Radfahren wechselten und ein Jahr später zum Fußball zurückkehrten – um nie wieder Probleme mit ihrer Ferse zu bekommen. Die Erklärung: Ihr Sehnengewebe hat durch die gleichförmigen Belastungen beim Radfahren die notwendige Widerstandskraft aufgebaut, um beim Fußball beschwerdefrei bestehen zu können.

Die Anwendung von durchblutungsfördernden und entzündungshemmenden Salben bringt bei Achillessehnenentzündungen nur wenig. Der Grund: Die Inhaltsstoffe der Salben durchdringen nicht das dichte und wenig durchblutete Sehnengewebe.

## Spezialverband

Vermischen Sie 20 Tropfen Hyzum (eine entzündungshemmende Arnikalösung) mit reichlich Heilerde zu einem zähen Brei. Sie dürfen dabei nicht zu viel kaltes Wasser zugeben! Tragen Sie diesen Brei auf eine mit Salzwasser angefeuchtete Kompresse auf, die Sie auf die Achillessehne legen. Dann befestigen Sie diese Auflage mit einem Verband an Ihrem Fuß. Tragen Sie diesen Verband am besten über mehrere Stunden.

## Homöopathie

- Rhus toxicodendron D6, wenn der Schmerz bei Bewegung schwächer wird. Dosierung: 3-mal täglich 5 Globuli.
- Ruta D6, wenn sich die Sehne verkürzt anfühlt und die Beschwerden bei Feuchtigkeit, Kälte, Ruhe, im Stehen oder Liegen und nachts schlimmer werden. Dosierung: 3-mal täglich 5 Globuli.
- Traumeel. Ein Klassiker unter den entzündungshemmenden Komplexhomöopathika, den es als Tropfen (3-mal täglich 10) und Tabletten (3-mal täglich 1) gibt.

## Vorbeugen – so bleiben Sie gesund

- Grundsätzlich gilt für Achillessehnenbeschwerden wie für alle Sportverletzungen: Das Risiko sinkt, je besser Sie aufgewärmt sind. Achten Sie vor allem auf eine ausreichende Dehnung der Wadenmuskulatur!
- Kondition ist die Grundlage für saubere Bewegungsabläufe. Wer zehn Jahre lang keinen Sport mehr gemacht hat, sollte sich erst eine konditionelle Grundlage (Kraft, Beweglichkeit und Ausdauer) verschaffen, bevor er mit technisch anspruchsvollen Disziplinen beginnt.
- High-Heels sind tabu! Das Tragen hochhackiger Schuhe führt zur Verkürzung der Achillessehne und erhöht dadurch das Entzündungsrisiko.

Die Achillessehne wird nur mäßig durchblutet, sodass die Heilung bei ihr besonders lange dauert. In hartnäckigen Fällen muss man mit dem Sport pausieren. Die Pausen sollten freilich zum Trainieren von Bewegungsabläufen genutzt werden, bei denen die Sehne nicht belastet wird.

# Afterjucken

## Symptome

- Chronisches Hautjucken im Bereich des Afters. Die Beschwerden verschlimmern sich bei Wärme

## Ursachen

Hauptursache ist eine permanent feuchte Haut um den After herum, weswegen Radfahrer häufig betroffen sind. Weitere Ursachen: Allergien, Pilzinfektionen, Wurmerkrankungen und Hämorrhoidalleiden.

### Psychische Hintergründe

Es gibt Patienten, die psychisch stark auf ihre Darmtätigkeit und ihren After fixiert sind. Es handelt sich dabei um Menschen, die glauben, sich permanent von seelischem und physischem »Dreck« reinigen zu müssen. Bei ihnen taucht Afterjucken überdurchschnittlich häufig auf.

## Hamamelis

Die Gerbstoffe der Zaubernuss (Hamamelis virginiana) wirken entzündungshemmend und greifen gezielt in bestimmte Stoffwechselvorgänge ein, die typisch für das Auslösen von Juckreiz sind. Die Anwendung erfolgt am besten über entsprechende medizinische Salben aus der Apotheke.

Verwenden Sie keine kosmetischen Hamamelisprodukte, denn diese enthalten zahlreiche Farb- und Duftstoffe, die möglicherweise allergisch wirken können. Zu den medizinischen Produkten gehören: Hamamelis Salbe N-LAW, Hamasana, Hametum und Fiamelis.

## Weiches Toilettenpapier

Am besten kaufen Sie dreilagiges Papier und feuchten es mit etwas kaltem Kamillentee an, bevor Sie es benutzen.

**Zubereitung des Tees** 1 gestrichenen Esslöffel Kamillenblüten mit heißem Wasser übergießen, für 10 Minuten zugedeckt ziehen lassen, danach abseihen.

## Kalte Waschungen

Nach dem Stuhlgang hemmen kalte Waschungen den Juckreiz und schließen die beschädigten Blutgefäße. Außerdem werden auf diese Weise viele Keime fortgespült.

## Farbtherapie

Farben wirken auf das Unterbewusstsein und können dadurch anale Fixierungen und damit auch das Afterjucken lindern. Die »Antijuckfarbe Nummer eins« ist Blau. Kleiden Sie sich also vorwiegend in blauen Farbtönen, auch für Ihre Bettwäsche sollten Sie ein dezentes Himmelblau wählen. Meiden Sie grelle und juckreizfördernde Farben wie Grün oder Gelb.

## Homöopathie

Dulcamara D3 hilft, wenn sich das Jucken bei Wärme verschlimmert und bei Kälte bessert. Dosierung: 3-mal täglich 5 Globuli.

## Sitzbäder mit Cystussud

Cystussud (gewonnen aus der Zistrosenpflanze Cistus incanus) enthält hohe Dosierungen an entzündungshemmenden und pilzabtötenden Polyphenolen. Man erhält ihn vorgemischt in der Apotheke.
**Anwendung** 3 Likörgläser des Suds in eine Schüssel oder Sitzbadewanne mit angenehm warmem Wasser geben. Dann nehmen Sie ein Sitzbad von etwa 10 Minuten Dauer. Tupfen Sie anschließend die Afterregion gründlich, aber sehr behutsam mit einem sauberen Handtuch ab. Für jedes Sitzbad müssen Sie ein frisch gewaschenes Handtuch verwenden!

Spontanheilungen sind bei Afterjucken besonders häufig und finden meist statt, wenn der Betroffene ein positives Erlebnis hatte, das seinen geistigen und körperlichen Entschlackungsdrang auflockerte.

## Vorbeugen – so bleiben Sie gesund

- **Ballaststoffreiche Nahrung beschleunigt die Darmpassage und lindert dadurch die Belastungen an der Afterregion. Essen Sie daher faserreiches Gemüse wie Spinat, Erbsen, Bohnen, Brokkoli und Spargel. Essen Sie kein Weißbrot, sondern nur Vollkornwaren.**
- **Ruhe beim Toilettengang! Denn gerade das »stille Örtchen« sollte wirklich ein friedlicher Ort sein. Sie müssen übrigens nicht jeden Tag Stuhlgang haben; jeden zweiten oder dritten Tag reicht vollkommen aus.**
- **Verwenden Sie nur so genannte allergenreduzierte (»sensitive«) Waschmittel ohne Duftstoffe.**

# Akne

## Symptome

- Zunächst Hautmitesser mit schwarzem Punkt
- Dann Entzündungen, die sich zu großen, eitergefüllten Pickeln auswachsen

Vergleichsstudien an ein- und zweieiigen Zwillingen zeigen einen deutlichen Zusammenhang zwischen Akne und Erbanlagen.

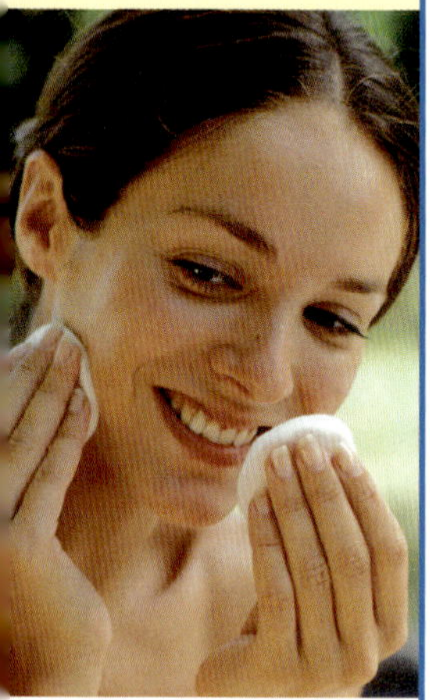

*Die Wahrscheinlichkeit, dass man in der Pubertät an Akne erkrankt, wenn beide Elternteile eine Akne durchgemacht haben, liegt bei 50 %.*

## Ursachen

Die Hauptursache der gewöhnlichen Akne sind Verhornungen der Talgdrüsengänge: Der Talg kann nicht mehr abfließen, die Gänge verstopfen und entzünden sich. Gefördert wird dieser Prozess durch eine übermäßige Aktivität der Talgdrüsen.
Bei Sportlern kommt Akne überdurchschnittlich oft vor. Die so genannte Bodybuilder-Akne wird durch gesteigerte Talgproduktion infolge hormoneller Veränderungen ausgelöst.
Die »Acne mechanica« ist ein spezieller Typus der gewöhnlichen Akne, die durch physikalische Reize in bestimmten Sportarten verstärkt wird. So gibt es beispielsweise die so genannte Footballer-Akne, die sich vor allem an Schultern, Rücken und Kinn zeigt und durch die Schutzkleidung ausgelöst wird. Man findet diese Form der Akne auch bei Eishockeyspielern. Radfahrer und Triathleten leiden aufgrund ihrer Helme überdurchschnittlich oft an Hautentzündungen im Bereich der Stirn.

### Ernährungsfaktoren

Laut jüngerer wissenschaftlicher Studien spielt die Ernährung bei Akne keine sonderliche Rolle; selbst der lange Jahre als Mitauslöser geltende übermäßige Verzehr von Süßigkeiten scheint keine Akneschübe zu provozieren.

### Psychische Hintergründe

Entgegen der lange Jahre vorherrschenden Meinung scheint auch die Psyche bei der Entstehung von Akne keine besondere Rolle zu spielen. Die oft zu beobachtenden psychischen Abweichungen bei Aknepatienten sind weniger die Ursache als vielmehr das Resultat der Hautkrankheit, die von den Betroffenen als sehr große Belastung erlebt wird.

## Hygiene

Sorgfältige Hygiene dient der Schadensbegrenzung. Wechseln Sie Waschlappen und Handtücher oft, waschen Sie aber Ihre Badezimmerausrüstung nur mit allergenfreien Waschmitteln, die keine Duftstoffe enthalten!

## Teebaumöl

Das australische Öl wirkt sanft antibiotisch und konnte seine Wirkung bei Akne sogar in klinischen Studien unter Beweis stellen.

**Anwendung** Mischen Sie 10 Teile Olivenöl mit 1 Teil Teebaumöl. Träufeln Sie etwas von dieser Mischung auf einen Wattebausch, mit dem Sie die entzündeten Stellen abtupfen. Wiederholen Sie diese Anwendung mehrmals täglich.

## Cystussud

Die Polyphenole von Cystus (Cistus incanus) wirken sanft antibiotisch und erhöhen außerdem aufgrund ihrer »gerbenden« Wirkung die Widerstandsfähigkeit der Haut gegenüber Infekten und verschiedenen Umweltreizen.

**Anwendung** Den fertig gemischten Cystussud bekommen Sie in der Apotheke. Tupfen Sie ihn mehrmals täglich auf die entzündeten Stellen. Am Abend kann man auch ein mit Cystussud getränktes Leinentuch auf das Gesicht oder die befallenen Schulter- und Rückenpartien legen.

## Homöopathie

- Gerade bei Sportlern hilft immer wieder Hepar sulfuris D12. Dosierung: 2-mal täglich 5 Globuli.
- Nux vomica D6 zeigt vor allem bei Männern gute Erfolge. Dosierung: 3-mal täglich 5 Globuli.

Immer wieder wird vom allergenen Potenzial des Teebaumöls gesprochen. Tatsache ist, dass es, sofern es zügig aufgebraucht wird, kein größeres Allergienrisiko besitzt als die meisten anderen pflanzlichen Anwendungen. Dennoch muss man natürlich darauf verzichten, wenn man allergisch (z. B. mit einer Hautrötung) reagiert.

### Eigenurin

Viele Heilpraktiker empfehlen bei Akne eine Urintherapie. Betupfen Sie dazu die Pusteln mehrmals täglich mit ein paar Tropfen aus Ihrem Morgenurin. Wichtig: Die Tropfen dürfen danach nicht abgewaschen werden! Die Urintherapie zeigt mitunter beachtliche Erfolge – auch wenn sie wissenschaftlich nicht erklärt werden können.

### Vorbeugen – so bleiben Sie gesund

- **Meiden Sie fetthaltiges Make-up!**
- **Nehmen Sie Ihr Make-up jeden Abend gründlich ab!**
- **Achten Sie bei Ihrer Ernährung auf eine reichliche Versorgung mit dem Hautvitamin Biotin. Sie finden es vor allem in Walnüssen, Geflügel, Naturreis und Vollkornprodukten.**
- **Meiden Sie Sonnenbäder! Die alte These, wonach UV-Strahlen die Akneheilung begünstigen, ist überholt.**

UV-Bestrahlung bei Akne hat ausgedient. Die Bestrahlung wirkt zwar entzündungshemmend, doch gleichzeitig regt sie die Talgproduktion an. Bei einem Drittel der Patienten nimmt die Zahl der Pusteln unter UV-Bestrahlung sogar zu.

## Bänderverletzung am Fußgelenk

### Symptome

- Akuter und stechender Schmerz beim Umknicken über den Innen- oder Außenknöchel
- Mehr oder weniger starke Schwellung am Sprunggelenk
- Interessanterweise deutet die Größe der Schwellung nicht unbedingt auf die Schwere der Verletzung hin. So gibt es Bänderdehnungen mit einer relativ großer Schwellungsbildung, während Bänderrisse mitunter regelrecht schmerz- und schwellungsarm verlaufen können (weil die Blutung durch den Riss ins Gelenkinnere abgeleitet wird).

## Ursachen

Bänderverletzungen am Fuß entstehen meist durch ein Umknicken im Sprunggelenk. Dadurch werden Gelenkkapsel und die sie umgebenden Bänder stark gedehnt, im schlimmsten Fall kommt es zum Riss. Um Letzteres auszuschließen, ist eine ärztliche Diagnose mit Bewegungstests und Röntgenbild angezeigt. Bänderrisse erfordern in der Regel Maßnahmen wie Operation oder Gipsverband.

### Organische Hintergründe

Die Konstruktion des Fußgelenks ist außerordentlich komplex, was Diagnose und Therapiemaßnahmen nicht einfacher macht. Andererseits sorgt die komplexe Struktur dafür, dass im Fall eines Bänderrisses die Muskeln aus Fuß und Wade die Rolle des Gelenkstabilisators übernehmen. So kann es passieren, dass ein austrainierter Athlet seinen Bänderriss tatsächlich nicht realisiert.

Lassen Sie die Kältekompresse möglichst 20 Minuten auf dem Knöchel! Auch beim Duschen nicht entfernen! Überhaupt sollten Sie möglichst auf warmes Duschen verzichten – denn dadurch könnte die Schwellung noch weiter zunehmen.

## Erste Hilfe – Kälte

Unmittelbar nach Verletzungseintritt muss ausgiebig gekühlt werden. Am besten mit einem Schwamm, der mit eiskaltem Wasser (einer Mischung aus Leitungswasser und zerstoßenen Eiswürfeln) getränkt wurde. Geben Sie außerdem etwas Salz ins Wasser, um die Blutgefäße zu öffnen und dadurch die Kälte tief ins betroffene Gelenk zu bringen. Fixieren Sie den Schwamm mit einer straffen Binde am Gelenk. Wenn sich die Kompresse erwärmt, muss kaltes Wasser nachgegossen werden. Dauer der Kühlung: 20 Minuten.

## Zweiter Schritt – Heilerdepackung

Nach der Kühlung sollte eine Diagnoseabsicherung erfolgen (Bänderriss oder »nur« eine Dehnung). Falls der Arzt Entwarnung gibt, wird eine Heilerdepackung angelegt.

**Anwendung** Mischen Sie Heilerde mit 10 bis 15 Tropfen Hyzum (einer Arnikalösung), verstreichen Sie diese Paste messerdick auf dem Knöchel. Durch ein kaltes, angefeuchtetes Mulltuch wird alles fixiert und für 8 Stunden (beispielsweise über Nacht) dort belassen.

Als Alternative kommt eine Behandlung mit einer Trigonella-Sogauflage infrage. Sie enthält neben kühlenden Kräutern vor allem ein Pulver des Bockshornklees (Trigonella phoenum-graecum). Das traditionsreiche Ayurveda-Gewürz enthält so genannte Steroidsaponine, die ähnlich entzündungshemmend wirken wie Kortison, ohne dessen Nebenwirkungen zu haben. Die Trigonella-Saponine dringen zudem tief ins Gewebe ein, ohne es zu reizen.

**Anwendung** Verrühren Sie die Sogauflage aus der Apotheke zu einem zähen Brei, der in einer messerdicken Schicht auf dem Knöchel verstrichen und dann mit einem Tuch abgedeckt wird. Dauer der Anwendung: mindestens 60 Minuten. Mehrmals täglich wiederholen!

Wenn kein Eis oder kaltes Wasser zur Hand ist, sollten Sie wenigstens Schuh und Strumpf am angeschlagenen Fuß belassen. So wird verhindert, dass sich die Schwellung ungehindert ausbreitet.

## Dritter Schritt – wieder kühlen

Am nächsten Tag wird abermals gekühlt. Das Procedere ist wie bei der ersten Kühlung, es wird morgens und abends wiederholt. Ergänzend dazu werden Traumeel-Tropfen eingenommen, 10 Tropfen alle 60 Minuten. Oder Enzympräparate (Wobenzym, Phlogenzym), 12 bis 15 Tabletten, verteilt auf 3 Tagesrationen. In der darauf folgenden Nacht wird noch einmal ein Heilerdeumschlag angelegt. Danach sollten die Beschwerden deutlich abgeklungen sein, sodass der Sportler den Fuß wieder teilweise oder sogar voll belasten kann.

## Nachbehandlung

Sind die Bänder in einem Fußgelenk erst einmal gedehnt, bleiben sie anfällig für Verletzungen. Deswegen müssen die unterstützenden Muskeln des Gelenks systematisch aufgebaut werden. Vor selbst-

## Vorbeugen – so bleiben Sie gesund

- Vor allem bei Hallensportarten wie Basket-, Volley- und Handball sollten Sie Sportschuhe mit Fußbett und hohem Rand tragen.
- Laufen Sie immer wieder barfuß auf Gras oder Sand! Das stärkt die Muskeln am Fußgelenk.
- Übung zur Stärkung der Fußmuskulatur: Legen Sie sich auf den Rücken. Dann ein Bein nach oben strecken und mit dem Fuß das Alphabet in die Luft schreiben. Am nächsten Tag machen Sie dieselbe Alphabetübung bei ausgestrecktem Bein im Stehen. Streuen Sie diese Übungen immer wieder in Ihren Alltag ein, wenn Sie Probleme mit dem Sprunggelenk haben!

ständigen Kraftübungen im Fitnesscenter sei jedoch gewarnt. Am besten begibt man sich in die Hände eines fachkundigen Physiotherapeuten oder Krankengymnasten.

Versuchen Sie, den Fuß möglichst oft und lange hochzulagern. Auf diese Weise verhindert man, dass die Schwellung immer weiter zunimmt.

# Bänderverletzung am Kniegelenk

## Symptome

- Je nach Verletzung ein mehr oder weniger heftiger Schmerz im Gelenkinneren
- Schwellung mit ansteigendem Druckgefühl im Gelenk
- Bei Bänderrissen zeigt sich oft eine Instabilität des Kniegelenks
- Vorsicht: Ein Nachlassen des Schmerzes ist kein Zeichen dafür, dass keine ernsthafte Verletzung vorliegt! Manche Sportler sind schon einige Minuten nach Verletzungseintritt bereits wieder schmerzfrei, doch wenn sie ihr Knie bewegen wollen, spüren sie einen einschießenden Schmerz.

Die Untersuchung eines verletzten Knies, vor allem, wenn der Sportler unter plötzlich einschießenden Schmerzen leidet, sollte grundsätzlich durch einen Facharzt erfolgen! Neben verschiedenen Bewegungstests wird auch eine Röntgenaufnahme nähere Aufschlüsse über die Gelenkschäden geben.

## Ursachen

Neben äußeren Reizen wie Tritten, Schlägen oder Stürzen wird die Bänderverletzung am Knie oft durch falsche Bewegungsabläufe, beispielsweise in Folge von Ermüdung, ausgelöst. Die dramatische Zunahme der Knieverletzungen im Profifußball hat allerdings damit zu tun, dass diese Sportart immer athletischer geworden ist. Bänderverletzungen beim Skiurlaub passieren meist am dritten Urlaubstag, wenn die Urlauber übermütig werden, obwohl ihr ungeübter Körper eigentlich nach einer Ruhepause verlangt.

## Erste Hilfe – Kälte

Unmittelbar nach Verletzungseintritt muss ausgiebig gekühlt werden. Am besten mit einem oder mehreren Schwämmen, die in eiskaltem Wasser (einer Mischung aus Leitungswasser und zerstoßenen Eiswürfeln) getränkt wurden. Geben Sie außerdem etwas Salz ins Wasser, um die Blutgefäße zu öffnen und dadurch die Kälte tief ins betrof-

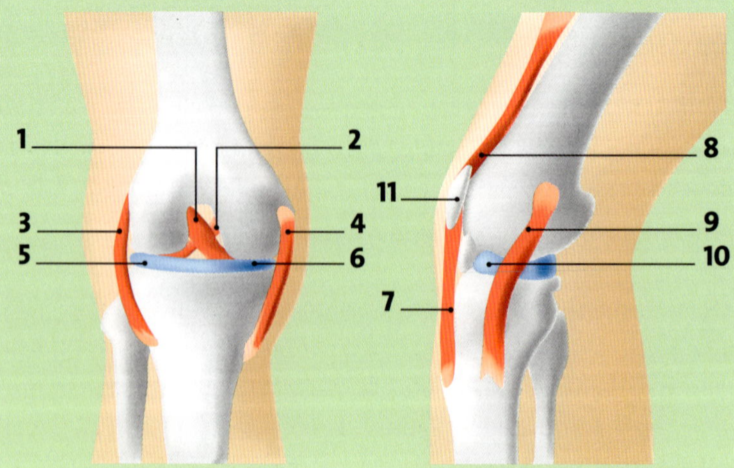


*Das Kniegelenk: (**1**) vorderes Kreuzband, (**2**) hinteres Kreuzband, (**3**) äußeres Seitenband, (**4**) inneres Seitenband, (**5**) äußerer Meniskus, (**6**) innerer Meniskus, (**7**) Kniescheibensehne (**8**) großer Oberschenkelstreckmuskel, (**9**) Seitenband, (**10**) Meniskus, (**11**) Kniescheibe.*

fene Gelenk zu bringen. Fixieren Sie die Schwämme mit einer Binde am Gelenk – allerdings nicht zu fest, damit das Gelenk nicht abgeschnürt wird. Wenn sich die Kompresse erwärmt, muss kaltes Wasser nachgegossen werden. Dauer der Kühlung: 20 Minuten. Danach 10 Minuten Pause, nochmals kühlen. Die Kühlung kann je nach Schwere der Verletzung bis zu 3 (!) Stunden dauern.

## Heilkräuterumschläge

Falls von ärztlicher Seite der Verdacht auf Bänderriss oder eine andere schwere Knieverletzung entkräftet wurde, kann man mit Bockshornkleeauflagen (Trigonella-Sogauflagen) gegen die Schwellung im Kniegelenk vorgehen.

**Anwendung** Mischen Sie das Pulver mit warmem Wasser zu einer teigigen Paste, die auf einem Leinentuch verstrichen wird. Dann die Auflage, mit der Trigonella-Seite zur Haut, um das Gelenk wickeln und mit einer Binde fixieren. Achten Sie darauf, dass die Binde nicht zu fest angelegt ist, damit der Blutfluss im Gelenk nicht gestört wird! Dauer der Anwendung: mindestens 30 Minuten, 2-mal pro Tag.

## Homöopathie/Enzyme

Ergänzend zu den Sogauflagen werden Traumeel-Tropfen eingenommen, 10 Stück alle 60 Minuten. Oder Enzympräparate (Wobenzym, Phlogenzym), 12 bis 15 Tabletten, verteilt auf 3 Tagesrationen.

## Nachbehandlung

Verletzungen an den Kniebändern erfordern nach der Therapie ein geflissentliches Aufbautraining der Beinmuskulatur – nicht nur, weil die zwangsweise Ruhigstellung des verletzten Beins eine Schwächung der Muskeln zur Folge hatte. Sondern auch deshalb, weil die Muskeln einen Teil der Haltearbeit für geschwächte oder sogar geris-

Wenn ein geschädigtes Knie nach Therapiemaßnahmen wieder schmerz- und reizfrei ist, heißt das nicht, dass es schon wieder voll belastbar wäre. Erst wenn die Muskeln in seiner Umgebung durch systematisches Krafttraining halbwegs wieder ihre ursprüngliche Leistungsfähigkeit gewonnen haben, kann der allmähliche Einstieg ins übliche Training erwogen werden.

In der Folge von Bänderverletzungen kann es zu Schäden am Knorpel des Kniegelenks kommen. Es empfiehlt sich daher, dem Körper Aminosäuren, Vitamine und Mineralien zum Aufbau von Knorpelmasse zur Verfügung zu stellen, z. B. durch eine sechsmonatige Nahrungsergänzung mit »Gelmodel biosol«. Man erhält es als Sirup oder Tabletten in der Apotheke.

sene Bänder übernehmen können. Toni Schumacher, der Extorhüter der Fußballnationalmannschaft, hat trotz Bänderrisse im Kniegelenk noch in der Bundesliga spielen können, weil seine Muskeln das Gelenk stabilisiert haben. Das entsprechende Training sollte allerdings von einem Physiotherapeuten oder Krankengymnasten geleitet werden. Vor eigenständigem Krafttraining im Fitnesscenter sei gewarnt!

## Vorbeugen – so bleiben Sie gesund

- **Brechen Sie das Training oder den Wettkampf ab, wenn Sie merken, dass Sie müde und Ihre Bewegungen unsicher werden. Denn das erhöht das Risiko für Knieverletzungen um ein Vielfaches.**
- **Achten Sie auf das richtige Schuhwerk. Die falschen Stollen unter dem Fußballschuh haben schon so manchen Fußballer bei der Drehung die Gesundheit seines Kniegelenks gekostet!**
- **Keine Kniebandagen, wenn es im Knie »zwickt« oder wenn es leicht geschwollen ist! Denn sie verfälschen nur den Bewegungsablauf und erhöhen dadurch die Gefahr einer ernsthaften Bänderverletzung. Bandagen machen allenfalls Sinn, wenn sie die Therapie eines bereits schwer geschädigten Kniegelenks unterstützen sollen – und auch das will wohl überlegt sein!**
- **Achten Sie auf ausgewogene Beinmuskulatur! Gerade bei Fußballern und Skifahrern findet sich oft eine Dysbalance zwischen vorderer und hinterer Oberschenkelmuskulatur. Integrieren Sie stets Kräftigungsübungen für die hinteren Beinmuskeln in Ihr Training, auch wenn diese etwas schwerer fallen. Eine Übung, die sowohl vordere und hintere Muskelpartien trainiert, ist übrigens die mit Gewicht. Sie wird von einigen Athleten gemieden, weil sie angeblich den Rücken schädigt. Richtig ist aber: Wer die Kniebeugen korrekt ausführt, stärkt sogar seine Rückenmuskulatur!**

# Bindehautentzündung

## Symptome

- Rötung, Jucken, Brennen und Tränen der Augen
- Manchmal kommt es zu Eiterausfluss

## Ursachen

- Verletzung, Reizung durch Sonnenlicht, Rauch, Badewasserchlor, Wind oder Staub. Bei Sportlern findet man Bindehautentzündungen vor allem unter Schwimmern, Ski- und Radfahrern
- Infektionen durch Viren oder Bakterien
- Allergische Reaktionen

### Organische Hintergründe

Bei einer Bindehautentzündung durch Infektionen kommt es oft zu einer Schwellung der Lymphknoten im Hals. Der Grund: Die Entzündung stellt eine hohe Belastung für das Immunsystem dar.

### Psychische Hintergründe

Lidschlag und Tränen bieten der Bindehaut einen natürlichen Schutz, beispielsweise vor Staub, Gasen, Zugluft und Bakterien. Beide werden jedoch stark von der Psyche beeinflusst. Stressreize wie Angst und Hektik wirken hemmend auf Tränenproduktion und Lidschlagfrequenz, während Wut und Trauer eher anregend wirken.

## Reinigen

Wischen Sie mit einem Wattebausch, den Sie zuvor in destilliertes Wasser eingetaucht haben, die entstandenen Flüssigkeiten und Krusten fort. Bei leichteren Entzündungen reicht diese Maßnahme meist vollkommen aus.

Nicht wenige Bindehautentzündungen werden durch falsche Sehhilfen ausgelöst. Also: Immer wieder die Brille kontrollieren lassen! Kontaktlinsen erhöhen grundsätzlich das Risiko für eine Entzündung.

## Augentrost

Augentrost (Euphrasia officinalis) ist, wie schon der Name sagt, ein altes Hausmittel gegen Augenleiden.

**Anwendung** 1 Teelöffel Augentrost mit 1 Tasse (200 ml) kochendem Wasser übergießen, 3 Minuten lang ziehen lassen, danach abseihen. Abkühlen lassen und danach als Kompressen auf die geschlossenen (!) Augen legen.

Beim ungefährlichen, aber wenig ästhetischen Gerstenkorn hilft das Homöopathikum Staphisagria D12. Dosierung: zunächst 3-mal 5 Globuli alle 60 Minuten, danach 1-mal 5 Globuli bis zur Beschwerdefreiheit, die nach etwa 5 Tagen eingetreten sein sollte.

## Pestwurz

Eigentlich ist Pestwurz (Petasites hybridus) eine traditionelle und bewährte Heilpflanze gegen Migräne; sie zeigt jedoch auf allergische Symptome wie Bindehautentzündung ähnliche Wirkungen wie die üblichen Antihistamine – allerdings ohne deren teilweise recht erheblichen Nebenwirkungen. Die Anwendung erfolgt gemäß Packungsbeilage der in der Apotheke erhältlichen Präparate (Petadolex, Petaforce).

## Homöopathie

- Arsenicum album D6 hilft bei Bindehautentzündungen, die durch Heuschnupfen entstanden sind. Dosierung: 3-mal täglich 5 Globuli.
- Belladonna D6, wenn die Beschwerden als Folge von grellem Licht auftreten. Dosierung: stündlich 5 Globuli, bis die Beschwerden deutlich nachlassen.
- Aconitum D6, wenn die Entzündung durch Zugluft oder kalten Wind verursacht wurde. Dosierung: stündlich 5 Globuli, bis die Beschwerden deutlich nachlassen.
- Euphrasia D6, wenn die Augen brennen, tränen und sehr lichtempfindlich reagieren. Die Augenränder sind rot und dick geschwollen. Dosierung: stündlich 5 Globuli, bis die Beschwerden deutlich nachlassen.

## Vorbeugen – so bleiben Sie gesund

- Meiden Sie Zugluft und offene Fenster. Schalten Sie das Gebläse in Ihrem Auto ab! Radfahren nur mit Schutz- oder Sonnenbrille!
- Wenn Sie empfindliche Augen haben, gehen Sie am besten nur mit Schutzbrille in öffentliche Schwimmbäder. Auf keinen Fall sollten Sie dort mit offenen Augen tauchen.
- Schonen Sie Ihre Augen! Nicht länger als eine Stunde durchgehend am Computerbildschirm arbeiten! Außerdem sollte man die Monitorfläche in 50 bis 70 Zentimeter Entfernung von den Augen positionieren.
- Finger weg von Zigaretten, denn deren Qualm reizt die Bindehaut!
- Verwenden Sie zum Duschen und Baden möglichst wenig Seifen, Shampoos und Badezusätze. Achten Sie darauf, dass es sich um milde Produkte mit möglichst wenig Duftzusätzen handelt!

# Blasenentzündung

## Symptome

- Plötzlich zunehmender Harndrang, obwohl nur kleine Urinmengen abgegeben werden
- Schmerzen beim Wasserlassen
- Trübe Verfärbung des Urins
- Starker, krampfartiger Schmerz nach dem Wasserlassen

## Ursachen

Hauptursache sind Bakterien, die aufgrund kalter Füße und eines unterkühlten Unterleibs die idealen Bedingungen vorfinden, um sich in der Blase festzusetzen.

Bei einem Drittel der an Blasenentzündung erkrankten Frauen besteht von Geburt an eine Neigung der Haut- und Schleimhautzellen, Bakterien festzuhalten: Die Keime werden nicht mit dem Urin fortgespült, sondern können sich in den Harnwegen »verstecken«.

### Organische Hintergründe

Von 50 Erwachsenen mit Harnwegsinfekt ist nur einer ein Mann. Der Grund: Die weibliche Harnröhre ist nur etwa drei bis vier Zentimeter lang, im Unterschied zu 20 bis 25 Zentimetern beim Mann. Für die entzündungsauslösenden Keime ist also der Weg zur Harnblase bei Frauen deutlich kürzer als beim Mann.

### Psychische Hintergründe

In der Apotheke erhältliche Bärentraubenextrakte: Arctuvan Bärentraubenblätter Filmtabletten, Cystinol akut, Uvalysat.

Innere Konflikte, Stress, Angst und unterdrückte Aggressionen führen zu verspannten Muskeln in den Blasenwänden und erhöhen dadurch das Risiko, dass sich Bakterien in der Blase festsetzen.

## Viel trinken!

Steigern Sie die Flüssigkeitszufuhr auf mindestens drei Liter pro Tag. So werden die Harnwege durchgespült und Keime fortgeschwemmt.

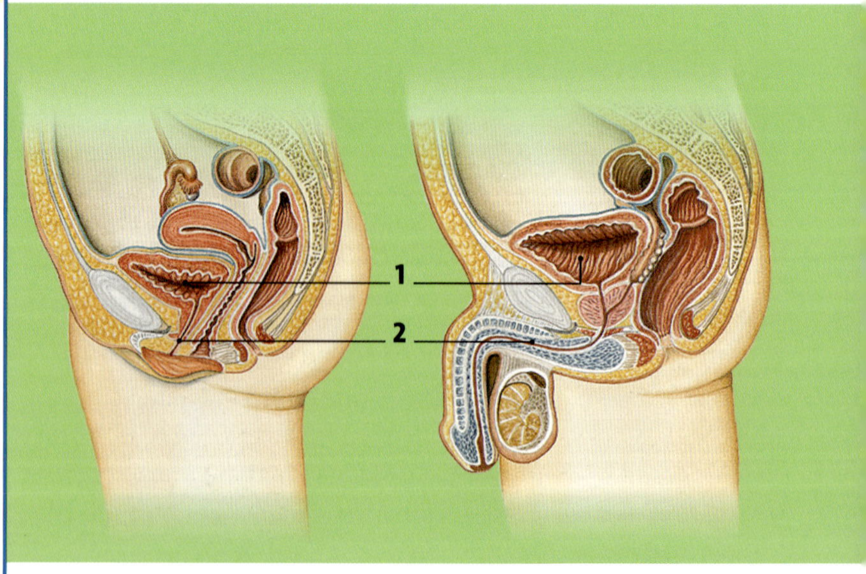


*Die weibliche Harnröhre (links) ist deutlich kürzer als die männliche (rechts): (**1**) Harnblase, (**2**) Harnröhre.*

## Vorbeugen – so bleiben Sie gesund

- Meiden Sie kalte und zugige Plätze! Setzen Sie sich nicht auf kalte und nasse Bänke oder Stühle!
- Achten Sie auf trockene Kleidung! Wechseln Sie nach dem Schwimmen den Badeanzug bzw. die Badehose!
- Ausgiebig trinken! Mindestens 2 Liter pro Tag – im Sommer kann es auch deutlich mehr sein.
- Nach dem Geschlechtsverkehr auf die Toilette gehen, um möglichst viele eingedrungene Keime auszuspülen!
- Frauen sollten sich nach dem Stuhlgang immer in Richtung After reinigen, damit keine Keime zum Blaseneingang transportiert werden.
- Achten Sie stets auf ausreichend warme Unterleibsbekleidung und warme, trockene Füße!

## Beerenkur

Die Säfte von Preisel- und Johannisbeere senken den ph-Wert (steigern also den Säuregehalt) im Urin. Krankheitserreger haben es dadurch schwerer, sich zu vermehren.

## Bärentraube und Goldrute

Sehr effektive pflanzliche Heilmittel sind Zubereitungen aus Blättern der Bärentraube (Arctostaphylos uva-ursi) und Goldrute (Solidago virgaurea). Die Wirkstoffe der Bärentraube hemmen das Bakterienwachstum, die der Goldrute wirken keim- und entzündungshemmend und sorgen als »Harntreiber« für eine Spülung der Harnwege. Es empfiehlt sich die Einnahme von Extrakten aus der Apotheke, da die handelsüblichen Goldrutentees oft verfälscht sind.

In der Apotheke erhältliche Goldrutenextrakte: Cystinol long, Cyso Fink Mono, Solidago Steiner, Nieral 100, Polbax Novo.

Ein blaues Auge heilt unter starkem Farbwechsel ab, wobei es erst grün und dann gelb wird, bevor die Verfärbung endgültig verblasst: Das dünne Hautgewebe im Augenbereich gestattet einen detaillierten Blick auf den Heilungsverlauf des Blutergusses.

## Homöopathie

- Ein bewährtes Kombinationspräparat gegen Harnwegsentzündungen und Reizblase ist Enuroplant. Dosierung: bei akuten Beschwerden in den ersten 1 bis 2 Tagen stündlich 10 Tropfen, später 3-mal täglich 15 bis 20 Tropfen.
- Cantharis D6 hilft gegen Schmerzen beim Harnlassen und unmittelbar danach. Dosierung: alle 30 Minuten 5 Globuli, bis die Beschwerden deutlich nachgelassen haben.

# Blaues Auge

## Symptome

- Die Hautpartie in der Umgebung des Auges ist blau verfärbt
- Der Bereich schmerzt

## Ursachen

Beim blauen Auge handelt es sich um einen Bluterguss im Bereich der Augenhöhle. Er gehört zu den häufigen Sportverletzungen und wird durch äußere Gewalt wie Stöße, Faustschläge oder Balltreffer hervorgerufen.

### Organische Hintergründe

Die Haut im Augenbereich ist dünn und dicht mit Blutgefäßen durchzogen. Daher werden hier besonders leicht Blutergüsse hervorgerufen und sichtbar.

## Erste Hilfe – Kälte

Kälteanwendungen verschließen die beschädigten Blutgefäße und sind daher bei blauem Auge das wichtigste Erste-Hilfe-Mittel.

**Anwendung** Wickeln Sie einige zermahlene Eiswürfel in ein dickes

Handtuch, das Sie auf das betroffene geschlossene Auge legen. Die Anwendung sollte mindestens 20, besser 30 Minuten dauern.

## Heilerde

Heilerde kann aufgrund ihrer schwellungslindernden Eigenschaften beim blauen Auge rasche Linderung bringen. Außerdem beruhigt sie die gereizten Nerven in der betroffenen Haut.

**Anwendung** Verrühren Sie die Heilerde mit kaltem Wasser zu einem streichfähigen Brei, den Sie auf ein Leinentuch geben. Mit der unbehandelten Seite auf das schmerzende Auge legen, ein weiteres Handtuch darüber decken. Legen Sie sich für 30 Minuten zur Ruhe.

## Homöopathie

- Arnica D6 eignet sich für die Behandlung in den ersten 24 Stunden. Dosierung: alle 2 Stunden 5 Globuli. Danach wechselt man zu Hypericum D6. Dosierung hier: 3-mal täglich 5 Globuli.
- Symphytum D6 hilft, wenn die Augenhöhle nicht blau verfärbt ist und trotzdem schmerzt. Dosierung: 3-mal täglich 5 Globuli.
- Bewährtes homöopathisches Kombinationsmittel ist Traumeel S. Es enthält u. a. Arnica D2, Belladonna D4 und Hypericum D2. Dosierung: 1 Tag lang alle 2 Stunden 1 Tablette, danach 3-mal täglich 1 Tablette unter der Zunge zergehen lassen.

Sollte das blaue Auge von Sehstörungen begleitet sein, muss unbedingt der Arzt aufgesucht werden! Auch Blutungen innerhalb des Auges sind ein Fall für rasche ärztliche Hilfe.

## Vorbeugen – so bleiben Sie gesund

- **Achten Sie auf die richtige Sportbekleidung (Helm, richtiges Schuhwerk etc.). Tragen Sie diese nicht nur beim Wettkampf, sondern auch beim Training!**
- **Versorgen Sie das Auge nach einem Schlag oder einem Balltreffer auch dann, wenn äußerlich keine Verletzung sichtbar ist!**

# Bluterguss

## Symptome

- Bläuliche Verfärbung der Haut (blauer Fleck), meist verbunden mit einer Schwellung
- Große Schmerzempfindlichkeit bei Druckeinwirkung

## Ursachen

Der Bluterguss ist Zeichen für eine Blutung unterhalb des Hautgewebes – Resultat einer Verletzung an Bändern, Sehnen, Muskeln oder Knochen. Besonders unangenehm ist er an großen Muskeln wie Oberschenkel und Wade, wo sich die Blutung durch die straffe Gewebestruktur nur schlecht ausbreiten kann und sich dadurch auf ein eng begrenztes, mit zahlreichen Schmerzrezeptoren ausgerüstetes Gewebe konzentriert.

Im Anfangsstadium eines Blutergusses dürfen Sie nicht mit durchblutungsfördernden und hautreizenden Mitteln arbeiten! Denn diese vergrößern durch ihre gefäßerweiternde Wirkung den Bluterguss.

## Erste Hilfe – Kälte

Bei Verletzungen, die tief im Gewebe stattgefunden haben, kann der Bluterguss erst geraume Zeit später an die Oberfläche kommen. Für sinnvolle erste Hilfe ist es dann aber zu spät. Daher sollten Sie nach schmerzhaften Zusammenstößen die betroffene Stelle grundsätzlich kühlen, auch wenn zunächst keine Verfärbung sichtbar ist, denn das lindert die Schmerzen und schließt die verletzten Blutgefäße.

**Anwendung** Zur Kühlung verwendet man zermahlene Eiswürfel, die in ein dickes Handtuch eingerollt werden. Oder einen Schwamm, der mit eiskaltem Wasser getränkt wurde und auf die verletzte Stelle gedrückt oder dort nicht zu stramm mit einem Kompressenverband befestigt wird. Bei Prellungen an Knochen und Gelenken kühlt man etwa 10 bis 20 Minuten, bei Verletzungen im Muskelbereich 20 bis 30 Minuten.

Schwamm bzw. Kompresse müssen immer wieder mit kaltem Wasser getränkt werden. Man kann ihnen etwas Alkohol oder Essig zugeben – dies steigert den Verdampfungs- und dadurch den Kühleffekt deutlich.

## Heilerdeumschlag

Bei Weichteilverletzungen legen Sie nach der Kälteanwendung einen – nicht zu festen! – Druckverband mit Heilerde an.

**Anwendung** Nehmen Sie dazu als Unterlage einen Fil-Zellin-Verbandstoff, der mit Salzwasser getränkt wurde. Dann Heilerde mit 10 Tropfen entzündungshemmender Hyzumlösung (einer Arnikazubereitung) zu einem Brei verrühren, messerdick auf der schmerzenden Stelle verstreichen und mit dem Verbandstoff abdecken. Diese Mullauflage wird mit einer Idealhaftbinde (10 Zentimeter breit) befestigt. Die Binde sollte gut gestrafft sein, aber keine Durchblutungsstörungen verursachen. Tragen Sie diesen Umschlag für 10 bis 12 Stunden (beispielsweise über Nacht). Danach den Verband samt – mittlerweile ausgehärteter – Heilerde entfernen und die schmerzende Stelle noch einmal für 10 Minuten kühlen.

## Muskelübungen

Etwa 24 Stunden nach Verletzungseintritt kann man beim Bluterguss mit leichten statischen Muskelübungen beginnen. Das bedeutet: Der betroffene Muskel wird für 10 Sekunden angespannt und wieder locker gelassen. Wiederholen Sie dieses Procedere 2- bis 3-mal. Machen Sie Ihre Übungen täglich, zu Beginn sollten Sie sogar morgens und mittags eine Übungseinheit einlegen.

Schwimmen unterstützt ebenfalls den Heilungsverlauf: einerseits durch den sanften Bewegungsablauf, andererseits durch die Kühlung – außerdem wirkt das Wasser wie eine Massage.

Man kann frische Blutergüsse keinesfalls aus einem Muskel herausmassieren. Im Gegenteil: Im Akutstadium der Verletzung führen Massagen nur zu zusätzlichen Blutungen! Einfach »wegpunktieren« kann man großflächige Blutungen übrigens auch nicht.

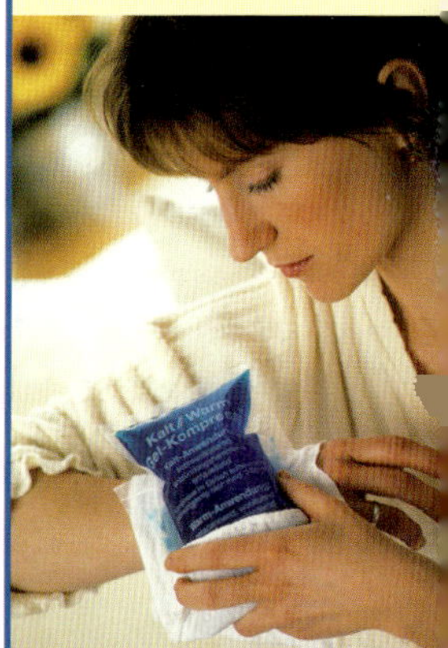

*Praktisch für die Kühlung eines Blutergusses sind auch die so genannten Cold-Packs.*

## Blutegeltherapie

Bei großen Weichteilverletzungen mit starken Blutungen empfiehlt sich nach etwa 24 bis 36 Stunden eine Behandlung mit Blutegeln. Sie erfordert eine gewisse Übung, doch dann wird man sie wegen ihrer Wirksamkeit zu schätzen wissen. Man erhält die Blutegel mittlerweile in jeder gut sortierten Apotheke. Der kleine Wurm gibt bei seiner Saugarbeit einen speziellen Stoff ab, der gerinnungshemmende Eigenschaften besitzt und dadurch den Bluterguss im Gewebe abbaut.

**Anwendung** Zunächst wird die Haut mit einer kleinen Kanüle oder einem kleinen Messer (beides selbstverständlich desinfiziert) angeritzt. Dann setzt man die Egel darauf, je nach Größe der Blutung 2 bis 3 Stück. Die Tiere saugen jeweils ca. 10 Milliliter Blut ab. Nach etwa 30 Minuten, wenn sie satt sind, fallen die Egel von selbst ab. Oder man entfernt sie, indem man sie mit Salz bestreut. Anschließend die Bissstelle nicht sofort verschließen, sondern noch ein paar Minuten nachbluten lassen. Dann einen normalen Verband anlegen.

Man kann Blutegel übrigens nur einmal verwenden. Dann muss man sie mit Spiritus töten und in den Hausmüll geben. Es ist in Deutschland verboten, sie wieder ins Wasser auszusetzen.

Blutegel reagieren ausgesprochen empfindlich auf Gerüche. Vor dem Ansetzen der Tiere dürfen Sie daher zwölf Stunden lang kein Parfüm und auch keine Seife benutzen!

## Vorbeugen – so bleiben Sie gesund

- **Grundsätzlich gilt für Blutergüsse dasselbe wie für alle Sportverletzungen: Das Verletzungsrisiko sinkt, je besser ein Sportler aufgewärmt ist.**
- **Achten Sie auf die richtige Sportbekleidung (Helm, Schulterpolster, Schienbeinschoner etc.).**
- **Gegen Blutergüsse kann man einen gewissen Schutz aufbauen, indem man die Muskeln mit Öl einreibt. Dadurch rutscht z. B. das gegnerische Knie ein wenig von Ihrem Oberschenkel ab, die Wucht des Stoßes wird verringert.**

## Homöopathie

Homöopathisches Mittel der ersten Wahl ist bei Blutergüssen Traumeel, sowohl als Salbe als auch in Form von Tropfen oder Tabletten. Beides sollte jedoch erst 24 Stunden nach Verletzungseintritt zum Einsatz kommen. Die Salbe wird 3-mal täglich behutsam auf die schmerzende Stelle aufgetragen. Alternativ nimmt man 3-mal täglich 10 Tropfen oder 1 Tablette.

# Brustwarzenentzündung

## Symptome

- Schmerzende, sehr berührungsempfindliche und gerötete Brustwarzen

## Ursachen

»Jogger's Nipples« treten auf infolge mechanischer Reibung der meist synthetischen Kleidung.
»Bicyclist's Nipples« entstehen temperaturabhängig durch die Absonderung von Schweiß, insbesondere auf Fahrten bei Kälte.

## Warzenschutz

Die Brustwarzen müssen vor erneuten Reizungen geschützt werden. Dazu kann man ein Pflaster nehmen – was allerdings möglicherweise einige Schmerzen verursacht, wenn man es von den (oft mit feinen Haaren ausgestatteten) Warzen wieder entfernt. Sie können auch zu so genannten Sensitivpflastern greifen – also Pflastern für empfindliche Haut.
In der Apotheke gibt es Brustwarzenschützer für stillende Frauen. Sie eignen sich auch für die strapazierten Brustwarzen von Sportlern – und natürlich auch für die Männer unter ihnen.

Bockshornklee besitzt nicht nur kortisonähnliche Wirkungen, er greift auch in die Abbauprozesse des körpereigenen Kortisolhaushalts ein. Mit anderen Worten: Bockshornklee sorgt dafür, dass der Organismus geringere Mengen seines Kortisons abbaut.

## Teebeutel

Ein altes und bewährtes Hausmittel: Legen Sie feucht-kalte Teebeutel auf die entzündeten Brustwarzen. Die Gerbstoffe des schwarzen Tees wirken entzündungshemmend.

## Heilkräuterauflagen

Entzündungen mit schmerzhafter Schwellung kann man gut mit Heilkräuterauflagen aus Bockshornklee (Trigonella foenum-graecum) in den Griff bekommen. Die Saponine der Pflanze wirken ähnlich wie Kortison, allerdings ohne dessen Nebenwirkungen. Für Brustwarzenentzündungen eignen sich vor allem kühlende und abschwellende Sogauflagen. Man erhält sie als Trigonella-Sogauflagen in der Apotheke.

**Anwendung** 2 Esslöffel Trigonella-Pulver mit warmem Wasser zu einer teigigen Masse verrühren. Den Teig auf ein Leinen- oder Baumwolltuch auftragen, etwas abkühlen lassen, schließlich direkt auf die entzündeten Warzen legen. Dauer der Anwendung: 15 bis 20 Minuten.

Salben aus Ringelblume (Calendula officinalis): Kneipp-Ringelblumen-Salbe, Calendumed, Calendula-Salbe (Helixor), Ringelblumen Heilsalbe (Theiss). Salben und kühlende Gels aus Aloe vera (Aloe barbadensis): Aloe vera Kühlgel, Aloe vera Gelly, Aloexir Gel. Als Öl erhält man Echoran in der Apotheke.

## Ringelblume und Aloe vera

Die Salben und Gels aus diesen Kräutern zählen zu den traditionellen Hausmitteln bei Brustwarzenentzündung. Sie werden mehrmals täglich auf die entzündeten Stellen aufgetragen.

## Homöopathie

- Lac caninum D12, wenn die Brustwarzen empfindlich auf Berührung reagieren. Dosierung: stündlich 5 Globuli, bis die Beschwerden deutlich nachlassen.
- Pulsatilla D12, wenn die Schmerzen von den Brustwarzen in andere Körperteile ausstrahlen. Dosierung: alle 60 Minuten 5 Globuli, bis die Beschwerden deutlich nachlassen.

## Vorbeugen – so bleiben Sie gesund

**Die richtigen Textilien: Der beste Stoff für die Trainingskleidung, vor allem für Jogger, ist Seide. Synthetische Materialien sind hingegen weniger geeignet, sie wirken auf die Brustwarzen fast so wie Sandpapier. Wichtig ist auch, dass die Kleidung nicht zu eng anliegt.**

## Aromatherapie

Mischen Sie 30 Milliliter Mandelöl mit je 5 Tropfen Rosen-, Geranium- und Zitronenöl. Verstreichen Sie dieses Gemisch sanft auf den Brustwarzen und ihrer Umgebung. Es wirkt über die Blutgefäße der Haut entzündungshemmend und über sein Aroma anregend auf das Immunsystem.

Bei pflanzlichen Hautcremes müssen Patienten mit Urtikaria und Dermatitis darauf achten, dass sie keine kosmetischen Produkte anwenden, sondern nur medizinische, da sie weniger mit Duft- und Farbstoffen angereichert sind, die ein großes Allergienpotenzial besitzen. Ansonsten ist das Risiko, sich über pflanzliche Heilmittel ein neues Allergen »einzufangen«, eher gering.

# Dermatitis und Urtikaria

## Symptome

- Dermatitis: Rötung, Schuppung und Nässen mit starkem Jucken, das die Patienten dazu bringt, tief in die Haut hineinzukratzen
- Urtikaria (Nesselsucht): rote und weiße Quaddeln, die ebenfalls stark jucken, den Patienten allerdings weniger als bei der Dermatitis dazu bringen, tief in die Haut hineinzukratzen

## Ursachen

Gerade Sportler haben es häufig mit potenten Allergenen zu tun. Schwimmer baden oft in chlorhaltigem Wasser, Turner bepudern ihre Hände mit Talkum, in den Griffbändern von Tennis- und Squashspielern sowie in Knie- und Ellbogenschützern befinden sich problematische Vulkanisierungsstoffe. All das provoziert möglicherweise aller-

Rooibos enthält kein Koffein. Man kann ihn also auch ohne Probleme am Abend trinken.

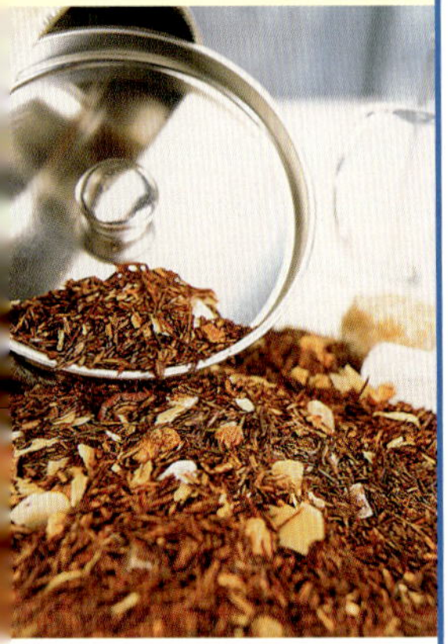

*Der schmackhafte und milde Rooibos enthält antiallergene Flavonoide.*

gische Hautreaktionen, und hier kann man natürlich schon viel erreichen, wenn man die betreffenden Allergene meidet. Sportler sind aber auch noch besonders anfällig für juckende Ekzeme, weil sie viel schwitzen und dadurch sensibler für körpereigene Botenstoffe (Azetylcholin) werden, die Hautentzündungen fördern können.

### Psychische Hintergründe

Gerade die Dermatitis wird gerne noch als »Neurodermitis« in engem Zusammenhang mit der Psyche gesehen. Aktuelle Studien können das jedoch nicht zweifelsfrei bestätigen. So sind etwa Dermatitispatienten keineswegs »dünnhäutige Sensibelchen«, wie oft behauptet wird, sondern in Belastungssituationen sogar robuster als der Bevölkerungsdurchschnitt.

## Rotbuschtee (Aspalathus linearis)

Der südafrikanische Rotbusch- oder Rooibostee zählt in seiner Heimat zu den Standardhausmitteln bei juckenden Hauterkrankungen.
**Anwendung** 1 gehäuften Teelöffel mit einer Tasse (150 Milliliter) kochendem Wasser übergießen, 3 bis 5 Minuten lang ziehen lassen, dann abseihen. Trinken Sie 3 Tassen pro Tag. Man kann den Tee aber auch als Umschlag direkt auf den juckenden Hautpartien anwenden.

## Oolong-Tee (Camellia sinensis)

Der chinesische Tee wurde an der Universitätshautklinik im japanischen Orsu an 118 Dermatitispatienten erfolgreich getestet.
**Anwendung** 1 gehäuften Teelöffel mit 1 Tasse (150 Milliliter) heißem (nicht kochendem) Wasser übergießen, 3 bis 5 Minuten lang ziehen lassen, dann abseihen. Trinken Sie 3 Tassen pro Tag.
Doch Vorsicht: Oolong enthält Koffein und wirkt daher ähnlich anregend wie grüner Tee!

## Weitere hilfreiche Pflanzenprodukte

Für einige pflanzliche Heilmittel sind positive Wirkungen auf die atopische Dermatitis dokumentiert, wie etwa für Salben der Ballonpflanze (Cardiospermum halicacabum), die auch mit herkömmlichen Mitteln wie Kortison kombinierbar ist. Positive Befunde existieren außerdem für Salben der Zaubernuss (Hamamelis virginiana) und Tinkturen des Bittersüßstängels (Solanum dulcamara).
Der griechische Cystussud (Cistus incanus) zeigte in einer Anwendungsbeobachtung ebenfalls, dass er bei entzündlichen Hauterkrankungen helfen kann. Seine Anwendung erfolgt äußerlich, indem man ein Leinentuch mit dem Sud tränkt und es mehrmals täglich auf die entzündeten Stellen legt.

## Diätkonzept Nummer eins

Wissenschaftler der Berliner Charité fanden heraus, dass der Verzicht auf Farb-, Duft- und Konservierungsstoffe in der Nahrung sinnvoll sein kann. Die Forscher verabreichten 41 Patienten mit Neurodermitis eine sechswöchige Diät, in denen auf Süßwaren, Käse, Eier, Räucherfleisch, Dosengemüse, Marmelade und andere Nahrungsmittel verzichtet wurde, die große Mengen an Zusatzstoffen enthalten. Bei 63 % der Testpersonen besserten sich die Symptome dadurch deutlich.

## Diätkonzept Nummer zwei

Eine weitere Alternative im Kampf gegen das Jucken ist eine histaminarme Diät. Ihr Ziel besteht darin, den Anteil an Histaminen in der Nahrung zu reduzieren, da diese Stoffe bei Dermatitis und Urtikaria eine Schlüsselrolle spielen, indem sie den Mastzellen des Immunsystems gewissermaßen die Munition zur Verfügung stellen, um Entzündungen auszulösen. Wer sich histaminarm ernähren will, muss Speisen wie Thunfisch, Rohwürste, Sekt, Wein, Bier und Emmentaler

Ausgangsmaterial für Oolong ist die gleiche Teepflanze wie bei grünem und schwarzem Tee. Doch während der grüne vollkommen unfermentiert und der schwarze Tee vollkommen fermentiert wird, ist Oolong leicht angewelkt. Man bezeichnet ihn daher als halbfermentierten Tee.

Präparate mit Bittersüß: Cefabene (4- bis 5-mal täglich 30 Tropfen einnehmen). Cremes und Salben mit Ballonrebe: Halicar Creme, Halicar Salbe (mehrmals täglich einreiben). Cremes und Salben mit Hamamelis: Hamamelis Salbe N-LAW, Hamasana, Hametum und Fiamelis (mehrmals täglich einreiben).

vom Speisezettel streichen. An einigen deutschen Kliniken wird bereits erfolgreich mit dieser Methode gearbeitet. Eine ihrer großen Vorteile liegt darin, dass der Patient sie risiko- und problemlos auch zu Hause durchführen kann.

## Kleopatra-Bad

Für ein juckreizstillendes Bad mischen Sie 1 Esslöffel Olivenöl mit 250 Milliliter Milch und geben diese Mischung ins 30 bis 32 °C warme Badewasser. Dauer des Bades: etwa 10 Minuten. Der therapeutische Effekt wird noch verstärkt, wenn Sie anstatt Olivenöl das (allerdings deutlich teurere) Nachtkerzenöl nehmen.

## Homöopathie

Bewährte Komplexmittel gegen juckende Hautausschläge sind DERCUT spag. (3-mal täglich 20 Tropfen), Derma-Gastreu R23 (einmalig 10 Tropfen bei akuten Schüben) und Ekzemasorin N (bei akuten Schüben 5 bis 10 Tropfen alle 60 Minuten).

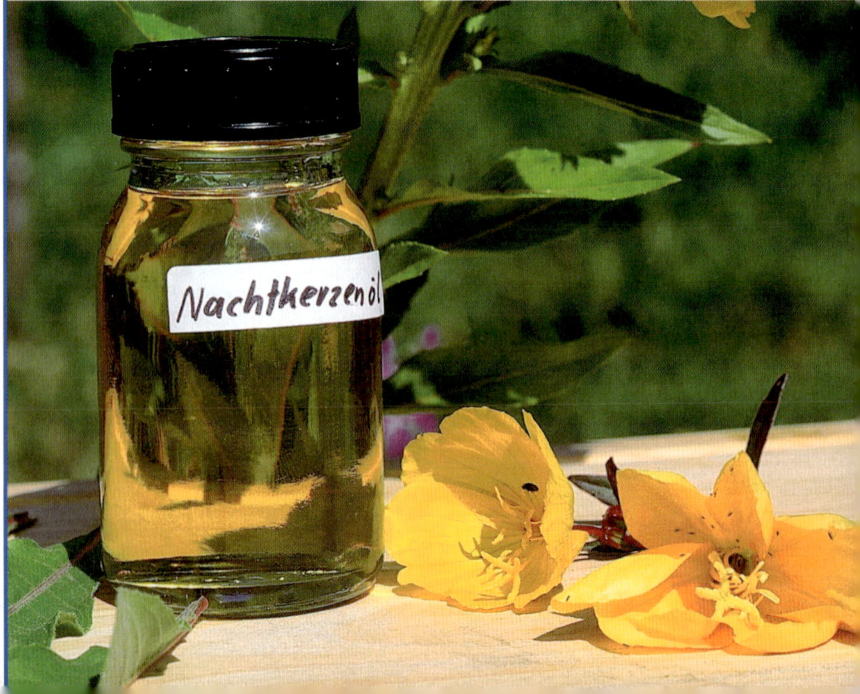


*Nachtkerzenöl wird aus den Samen der Gemeinen Nachtkerze gewonnen und enthält u. a. wertvolle Gamma-Linolensäure. Besonders hilfreich ist es bei den verschiedensten Hauterkrankungen.*

## Vorbeugen – so bleiben Sie gesund

- Tragen Sie nur Kleidung, die nicht zu eng anliegt!
- Neue Textilien vor dem Tragen waschen; verwenden Sie generell nur unparfümierte Waschmittel!
- Meiden Sie stark schäumende kosmetische Reinigungsmittel !
- Nehmen Sie beim Baden nur medizinische Ölzusätze!
- Beim Baden und Duschen nur mäßig heißes Wasser nehmen! Beim Abtrocknen nur trockentupfen, nicht trockenrubbeln!
- Reduzieren Sie den Alkoholkonsum– er fördert die Hautdurchblutung!
- Halten Sie Ihre Fingernägel kurz, um der Haut beim Kratzen weniger zu schaden!
- Keine Alkohollösungen auf die Haut geben! Denn nach der ersten Linderung trocknen sie die Haut aus.
- Bevorzugen Sie Hanf- und Leinöl in Ihrem Speiseplan! Deren Fettsäuren helfen, die Entzündungen in der Haut zu lindern.

# Erkältung

## Symptome

- Niesen, tropfende Nase, anschwellende Schleimhäute
- Leichte Hals- und Rachenschmerzen, gelegentlich leichter Husten
- Bei schwereren grippalen Infekten: Kopf- und Gliederschmerzen, erhöhte Temperatur oder Fieber

Auf dem Markt kursieren zahlreiche »Grippemittel« für die vermeintlich rasche Hilfe. Dabei wird eine Menge Geld ausgegeben, der erhoffte schnelle Heilerfolg bleibt meist aber aus.

## Ursachen

Erkältung ist die Folge einer Virusinfektion der oberen Atemwege. Sie ist ansteckend, man holt sie sich also in der Regel von einem anderen Menschen, der seine Viren über Niesen, Husten oder Hautkontakt weitergibt. Prinzipiell kann man zu jeder Jahreszeit eine Erkältung bekommen, doch im Winter ist die Gefahr besonders hoch. Der Grund: In den kalten Monaten kommt es öfter zu kalten Füßen, auf die unser vegetatives Nervensystem damit reagiert, die Durchblutung in den Atemwegen zu drosseln. Dadurch sinkt die Abwehrfähigkeit der Schleimhäute, und die Schnupfenviren haben es leichter, in den Organismus einzudringen.

### Psychische Hintergründe

Das Risiko für einen Schnupfen ist bei längerer psychischer Belastung doppelt so hoch wie normal. Deshalb bekommen Leistungssportler überdurchschnittlich oft einen Schnupfen.

Etwa jeder dritte Patient fordert bei Erkältung von seinem Arzt ein Antibiotikum. Ein schwerer Fehler! Denn Antibiotika sind bei einer durch Viren ausgelösten Krankheit wie Schnupfen unwirksam. Sie erhöhen nur die Resistenzentwicklung von Bakterien, mit der Folge, dass Antibiotika nicht mehr anschlagen können, wenn man sie wirklich braucht.

## Hochziehen statt Schnäuzen!

Beim Schnäuzen in ein Taschentuch wird das Nasensekret mit großem Druck in die Kieferhöhle gedrückt, was bei anfälligen Menschen zu Entzündungen der Nebenhöhlen führen kann. Besser: kräftig hochziehen! Dabei entsteht ein Unterdruck, der das Sekret aus der Nase und aus den Nebenhöhlen saugt.

## Spülung mit Salz und Zitrone

Aus Rumänien stammt die folgende Therapiemethode: den Saft von 1/2 Zitrone in einen Eierbecher ausdrücken, ihn anschließend mit 1 Teelöffel Salz vermischen und schließlich den Eierbecher bis zum Rand mit Wasser auffüllen. Die Flüssigkeit wird in die Nase eingesogen. Die übersalzene Lösung entzieht den geschwollenen Nasenschleimhäuten das Wasser, das Vitamin C aus der Zitrone dichtet gleichzeitig die Kapillaren ab, wodurch es zu einer deutlichen Linderung der Entzündung kommt.

## Zwiebelsocken

Ein altes und bewährtes Hausmittel gegen Schnupfen: vor dem Schlafengehen 1 große Zwiebel halbieren, jede Hälfte in Scheiben schneiden und die Zwiebel anschließend in ein Paar Wollsocken verteilen. Dann die Socken anziehen und die Zwiebelscheiben auf Fußsohle und -rücken verteilen. Legen Sie sich ins Bett, und tragen Sie die Zwiebelsocken über Nacht.

## Ansteigendes Fußbad

Hierfür werden die Füße in einer ausreichend großen Wanne mit zunächst 35 °C warmem Wasser gebadet. Dann wird alle 30 Sekunden heißes Wasser zugegossen, bis die Temperatur auf 40 °C angestiegen ist. Das Ziel: sanfte Überwärmung, was man an einer Schweißbildung auf der Stirn ablesen kann. Das bekämpft die Schnupfenviren; außerdem verbessert sich die Durchblutung in den Schleimhäuten. Nehmen Sie das Fußbad am besten 2 Stunden vor dem Zubettgehen.

## Cystussud gegen Halsschmerzen

Gegen Halsbeschwerden hilft regelmäßiges Spülen und Gurgeln mit Cystussud (Cistus incanus) aus der Apotheke. Jede Anwendung sollte 1 bis 2 Minuten dauern.

Nach dem Spülen können Sie den Sud getrost herunterschlucken. In Ihrer Magensäure werden die Keime endgültig vernichtet, der Sud stabilisiert Ihr Darmmilieu – und das hat bekanntlich positive Effekte auf Ihre Immunabwehr.

## Zink

Zink unterstützt nicht nur die Immunabwehr, sondern attackiert auch die Viren in Rachen und Hals. Damit dies optimal funktioniert, sollten Sie das Mineral in Form von Lutschtabletten einnehmen. Die Dosie-

Leider hält sich immer noch die irrige Meinung, wonach man Infekte per Sauna oder Sport »herausschwitzen« könnte. Aber: Kampfplatz im Körper gegen Virus oder Bakterie ist in der Regel das Blut! Wer im verschnupften Zustand schweißtreibend trainiert, riskiert eine körperliche Überlastung, an deren Ende sogar eine ernste Komplikation wie die Herzmuskelentzündung stehen kann.

rung richtet sich nach der Packungsbeilage der entsprechenden Präparate (meist in Kombination mit Vitamin C), die es in Drogerien und Apotheken zu kaufen gibt.

Eberraute bekommen Sie in der Apotheke beispielsweise unter dem Handelsnamen »Eberrautin«.

## Homöopathie

▸ Aconitum D30 hilft, wenn die Erkältung gerade begonnen hat. Dosierung: 5-mal täglich 5 Globuli im Abstand von 2 Stunden, danach nicht mehr.

**Achtung** Aconitum ist ein Erstmittel, das nicht zu lange verabreicht werden darf!

## Vorbeugen – so bleiben Sie gesund

▸ **Atmen Sie möglichst durch die Nase ein, nicht durch den Mund! Auf diese Weise werden bereits viele Fremdkörper abgefangen, bevor sie in die Bronchien vordringen können.**

▸ **Keine Zigaretten! Raucher haben ein vielfach erhöhtes Infektrisiko.**

▸ **Falls die Wetterlage kritisch wird oder Sie schon die ersten Anzeichen einer Erkältung spüren, hilft Eberrautentee (Artemisia abrotanum). Zubereitung: 1 gehäuften Teelöffel mit 1 Tasse kochendem Wasser überbrühen, 10 Minuten lang ziehen lassen, dann abseihen. 2 bis 3 Tassen pro Tag trinken.**

▸ **Achten Sie täglich auf vitaminreiche Kost. Unsere Immunabwehr benötigt Vitamine, vor allem die Vitamine C, E und Beta-Karotin (der Vorstufe von Vitamin A). Das Verabreichen von speziellen Präparaten bringt jedoch oft nicht die erhoffte Wirkung, weil das Immunsystem nicht auf isolierte Stoffe aus dem Labor angewiesen ist, sondern auf Biostoffgemische aus der Natur. Sorgen Sie daher täglich für ein Stück frisches Obst und zwei Portionen Gemüse.**

- Ein Kombinationspräparat, das neben Aconitum noch andere Antigrippestoffe wie Mercurius cyanatus (hilft vor allem bei Halsschmerzen) enthält, ist Meditonsin. Dosierung: am 1. Tag jede Stunde 10 Tropfen, am 2. Tag 3-mal täglich 10 Tropfen, danach wird das Mittel abgesetzt.
- Allium cepa D6 wirkt schleimlösend. Dosierung: 3-mal täglich 5 Globuli.
- Kalium bichromicum D4 hilft, wenn die Erkältung schlimmer geworden ist und von gelbem, fadenziehendem Sekret begleitet wird. Dosierung: 3-mal täglich 5 Globuli.
- Hepar sulfuris D6 ist bei weißlicher Schleimbildung angezeigt. Dosierung: 3-mal täglich 5 Globuli.
- Ein ausgesprochen bewährtes Kombinationspräparat zur Behandlung von grippalen Infekten mit starken Halsschmerzen ist Anginovin H. Dosierung: 1 Tag lang 15 Tropfen jede Stunde, später 15 Tropfen 3-mal täglich.

# Frostbeulen

## Symptome

- Rötliche oder bläuliche Hautverfärbung, die teigig anschwillt und sich zu einem schmerzhaften Knoten auswachsen kann
- Die Mangeldurchblutung in den Frostbeulen führt dazu, dass man dort keine Schmerzen mehr empfindet. Frostbeulen können sich also unbemerkt entwickeln

## Ursachen

Frostbeulen tragen eigentlich einen falschen Namen: Am häufigsten entstehen sie bei nasskaltem Wetter mit Temperaturen von 1 bis 4 °C über Null.

Frostbeulen sind die Vorstufe einer Erfrierung, die ernsthafte Folgen wie Operationen und komplette Finger- oder Zehenverluste haben kann. Die Erfrierung zeigt sich daran, dass die Haut kalt, hart, weiß, und gefühlsunempfindlich ist. Bei Erwärmung verfärbt sie sich tiefblau oder purpurrot. Mit Erfrierungen müssen Sie einen Arzt aufsuchen!

Wichtig ist bei Frostbeulen, dass die Blutzirkulation wieder in Gang kommt. Das erreicht man am besten durch langsame, gleichmäßige Bewegung der betroffenen Körperteile. Massagen sind nicht geeignet, weil sie möglicherweise die Verletzung im geschädigten Gewebe verstärken.

### Organische Hintergründe

Frostbeulen sind ein Schutzmechanismus unseres Körpers. Wenn es kalt wird, drosselt er an besonders exponierten Stellen (Füße, Hände, Nase) die Hautdurchblutung, um seine Temperatur besser halten zu können. Längerfristige Blutdrosselung führt zu Sauerstoffmangel im Gewebe, der schließlich zu Frostbeulen, im schlimmsten Fall zu akuten Erfrierungen mit kompletten Gewebeuntergängen führt.

## Wärmende Auflagen

Auflagen aus Bockshornklee, Trigonella-Wärmeauflagen, fördern nicht nur die Durchblutung, sie schützen die Haut auch vor möglichen Entzündungen.

**Anwendung** Vermischen Sie Trigonella-Pulver mit warmem Wasser zu einer teigigen Paste, die Sie auf der betroffenen Hautstelle vertei-

## Vorbeugen – so bleiben Sie gesund

- **Behindern Sie nicht die Blutzirkulation an den gefährdeten Hautstellen!**
- **Achten Sie auf weites und wärmendes Schuhwerk, die Socken dürfen nicht einschneiden. Tragen Sie keine hochhackigen Schuhe oder dünne, flache Slipper. Für den Schutz der Hände sind Fäustlinge besser geeignet als Fingerhandschuhe.**
- **Schützen Sie Gesicht und Hände in der kalten Jahreszeit mit einer fettreichen Hautcreme!**
- **Luft ist umso kälter, je windiger es ist. Beispiel: Eine Außentemperatur von 0 °C wirkt bei Wind von 5 m/s effektiv wie –5 und bei 10 m/s wie –15 °C! Meiden Sie daher im Winter böige und zugige Plätze, oder schützen Sie sich mit einer speziellen windabweisenden Kleidung!**

len. Mit einem Mulltuch abdecken und alles mit einer Binde fixieren. Achten Sie darauf, dass die Binde nur die Breiauflage befestigt und nicht den Blutfluss abschnürt! Tragen Sie die Auflage mindestens 1 Stunde lang.

## Homöopathie

Ein bewährtes Komplexmittel bei Frostbeulen ist Abrotanum Pentarkan. Dosierung: alle 60 Minuten 15 Tropfen, bis die Beschwerden deutlich nachlassen.

# Fußpilz

## Symptome

- Rötungen, Schuppungen an den Fußsohlen oder zwischen den Zehen
- Unangenehmer Juckreiz

## Ursachen

Fußpilz kann durch zahlreiche unterschiedliche Erreger verursacht werden. Die empfindliche Haut von Säuglingen, Diabetikern und Senioren wird gerne von Hefepilzen heimgesucht. Schimmelpilze nutzen meist Hautverletzungen für ihre Attacken oder docken sich an bereits bestehende Hauterkrankungen an.

Die häufigsten Fußpilzauslöser (und zwar zu etwa 80 %) sind Fadenpilze, und unter ihnen vor allem der Mikroorganismus Trichophytum rubrum. Er siedelt sich besonders gerne an kalten und feuchten Füßen an. Wie andere Fadenpilze infiziert er seinen Wirt meist indirekt, also nicht durch Hautkontakt, sondern durch Haut- und Haarschuppen oder im warm-feuchten Milieu eines Schwimm- und Dampfbads bzw. einer Sauna.

Einige Menschen leiden immer wieder unter Fußpilz, auch wenn er zwischenzeitlich auskuriert wurde. Oft liegt das an mangelnder Fußhygiene. Bei einigen versteckt sich der Pilz jedoch in oder unter einem Zehennagel, wo ihm weder abtötende Heilpflanzen noch Trockenheit etwas anhaben können. Wenn Fußpilz nicht verschwinden will oder sogar von Bläschen und Schmerzen begleitet wird, sollte man unbedingt einen Arzt aufsuchen!

Fußpilz gehört zu den besonders weit verbreiteten Sportlererkrankungen. Denn während er in der Durchschnittsbevölkerung etwa 20 bis 30 % befällt, kommt er bei Sportlern auf 70 %. Grund: Sportler besuchen öfter als andere öffentliche Duschen und Umkleideräume, und dort lauern die robusten Pilze in Horden.

### Nicht unterschätzen!

Fußpilz beeinträchtigt massiv Leistungsfähigkeit und Abwehrkraft der von ihm befallenen Haut. Der Erreger der Wundrose beispielsweise, einer äußerst schmerzhaften Infektion der Hautlymphspalten, besiedelt meist Hautpartien, die zuvor vom Fußpilz eintrittsfähig gemacht wurden. Fußpilz muss daher stets konsequent behandelt werden.

## Backpulverpaste

Sie hilft gegen das Jucken und raubt als »Trockenleger« nachwachsenden Pilzen die Lebensgrundlage.

**Anwendung** Verrühren Sie etwas Backpulver mit lauwarmem Wasser, und tupfen Sie es auf die betroffenen Stellen. 3 Minuten lang einwirken lassen und abspülen. Danach die Füße gut abtrocknen und Puder oder Stärkemehl auftragen.

## Teebaumöl

Das australische Teebaumöl enthält so genannte Terpene, die pilzabtötende Wirkung haben und – bei äußerer Anwendung – auch in tiefer gelegene Hautschichten vordringen. In einer amerikanischen Studie an 117 Patienten zeigte es sogar Wirkung beim besonders hartnäckigen Pilzbefall der Fußnägel, der so genannten Onychomykose. Hier kam es nach sechsmonatiger Anwendung des Teebaumöls bei 18 % zum kompletten Verschwinden des Pilzes, bei 61 % zeigte sich eine deutliche Besserung.

**Anwendung** Sie erfolgt über ein Fußbad mit heißem Wasser, in das man 5 bis 10 Tropfen Teebaumöl gegeben hat. Sehr stark betroffene Hautstellen werden mit einem Wattebausch mit leicht verdünntem Teebaumöl (Speise- und Teebaumöl im Mischungsverhältnis 1 : 3) vorsichtig abgetupft.

## Salbei

Salbei (Salvia officinalis) enthält – genauso wie der australische Teebaum – pilzabtötende Terpene. Hinzu kommt, dass er die Schweißabsonderung hemmt und damit den Parasiten ihre feuchten Lebensbedingungen nimmt.

**Anwendung** Sie erfolgt über Fußbäder. Dazu wird eine entsprechende Menge an Salbeitee zubereitet: 2 Teelöffel des getrockneten Krauts mit einer Tasse kochendem Wasser überbrühen und zugedeckt 10 Minuten lang ziehen lassen, schließlich abseihen. Diesen Sud gibt man ins heiße Fußbadewasser. Das etwa 10-minütige Salbeifußbad sollte täglich 2-mal wiederholt werden.

Sie sollten die einzelnen pflanzlichen Heilverfahren nicht miteinander kombinieren, nach dem Motto »Viel hilft viel«! Denn wer mehrere Heilpflanzen gleichzeitig einsetzt, riskiert Hautreizungen, die das Problem noch weiter verschlimmern können.

## Schüßlersalze

Heilpraktiker berichten von Therapieerfolgen mit Schüßlersalzen. Besonders chancenreich sind demzufolge Behandlungen mit den Salben Nr. 10 (Natrium sulfuricum) und Nr. 8 (Natrium chloratum), die im

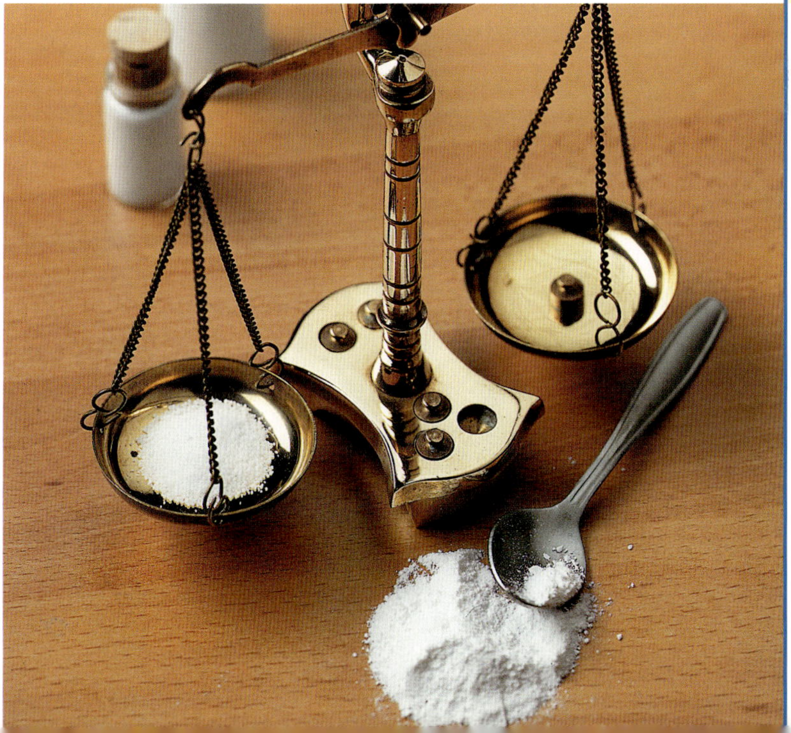

*Schüßlersalze sind anorganische Salze in verschiedenen Verdünnungen. Ihre Anwendung ist ähnlich weit verbreitet wie die von Homöopathika.*

Bleiben Sie stets bei einer Therapiemethode, und seien Sie dabei geduldig! Erst wenn sich nach drei Wochen keine Besserung einstellen sollte, kann man einen Wechsel auf ein anderes Verfahren erwägen. Eine Fußpilztherapie kann sogar bis zu acht Wochen dauern.

Wechsel zwei- bis dreimal täglich eingerieben werden müssen. Bislang ist es Wissenschaftlern noch nicht gelungen, die Effekte der Schüßlersalze, die letzten Endes aus der Homöopathie hervorgegangen sind, zu belegen. Dennoch erzielen sie mitunter beachtliche Erfolge. Beim Fußpilz bewirken sie laut Schüßlerlehre eine Milieuveränderung auf der Haut, sodass sich die Pilze nicht mehr länger halten können und schließlich verschwinden.

## Socken und Handtücher oft waschen!

Grundsätzlich empfiehlt sich für Fußpilz wie für andere Mykosen auch, Wäsche möglichst oft zu wechseln und gründlich zu waschen. Es ist allerdings nicht unbedingt notwendig, sie zu kochen, wie häufig immer noch behauptet wird. Eine Untersuchung der Hautklinik in Ludwigshafen ergab, dass Pilze – sofern Waschmittel benutzt wird

## Vorbeugen – so bleiben Sie gesund

- **Die Füße gut durchbluten, z. B. durch regelmäßiges Wechselduschen.**
- **Nach dem Baden oder Duschen die Füße sorgfältig abtrocknen. Das Handtuch im Anschluss in die Wäsche geben.**
- **In Schwimmbädern und Saunen immer Badeschlappen tragen, in Hotelzimmern Hausschuhe oder Socken.**
- **Füße gut belüften: keine Schuhe mit Synthetikauskleidung oder Socken aus Kunstfasern! Baumwollstrümpfe tragen und täglich wechseln!**
- **Fußnägel sorgfältig schneiden oder schneiden lassen, damit es zu keinen Hautverletzungen kommt. Merke: Auch eingewachsene Fußnägel können Fußpilz provozieren!**
- **Füße 2-mal täglich mit Cystuscreme (aus der Apotheke) einreiben.**

– bereits bei Wassertemperaturen von 60 °C keine Überlebenschance mehr haben, die meisten von ihnen überstehen noch nicht einmal 30 °C.
Voraussetzung ist allerdings, dass die Wäschestücke maschinell gereinigt werden. Bei der Handwäsche hingegen bleiben genug Erreger am Leben, sodass eine abermalige Infektion über die Kleidung durchaus möglich ist.

# Hautblasen

## Symptome

- Zunächst Hautrötung
- Später Entstehung eines mit Flüssigkeit gefüllten Hohlraums, der die Haut nach oben ausbeult

## Ursachen

Die meisten Blasen entstehen durch Reibungskräfte aufgrund wiederholter Belastungen oder zu enger bzw. defekter Kleidungsstücke und Schuhe. Durch die Reibung wird die obere Hautschicht gegenüber der tieferen verschoben, bis sie sich schließlich voneinander lösen. Dann bildet sich ein Hohlraum, der schon bald mit Gewebewasser gefüllt wird.
Blasenort Nummer eins ist der Fuß – durch unflexibles oder zu enges Schuhwerk, Löcher in den Socken oder starke Hautbelastungen, wie sie beispielsweise beim Bergwandern typisch sind.

## Die Haut schonen

Schützen Sie die betroffene Hautstelle mit einem Pflaster. Oder legen Sie einen keimfreien Baumwollring so um die Blase, dass deren Oberfläche frei bleibt.

Eine Blase bietet der darunter liegenden Hautschicht Schutz. Sie sollte nur geöffnet werden, wenn sie sehr schmerzt und die Größe einer Erbse überschreitet. Wenn Sie die Blase aufstechen und dabei eine trübe und übel riechende Flüssigkeit austritt, ist es wahrscheinlich schon zu einer schweren Entzündung gekommen. In diesem Fall sofort den Arzt aufsuchen!

*Je trockener Schuhe, Socken und Füße, desto geringer die Blasengefahr. Wer stärkere Schweißbildung hat, sollte seine Füße täglich einpudern.*

## Punktieren

Große und schmerzende Blasen werden mit einer Nadel am Rand angestochen. Vor dem Punktieren muss man Haut und Nadel mit Alkohol sterilisieren! Nach dem Anstich drücken Sie den Blaseninhalt aus; die Blasenhaut dürfen Sie keinesfalls abziehen! Schützen Sie die Stelle weiterhin mit einem Pflaster; nachts ziehen Sie es vorsichtig ab, damit Luft an die Haut herankommen und den Heilungsprozess beschleunigen kann.

## Vorbeugen – so bleiben Sie gesund

- Alle Schuhe sollten gleichermaßen fürs Training wie für den Wettkampf geeignet und gut eingelaufen sein.
- Strümpfe sollten keine Löcher haben und trocken, sauber und passend sein, sie dürfen keine Falten werfen. Tragen Sie nur Socken, die einen Fersenteil haben. Die so genannten Schlauchsocken neigen dazu, im Schuh »blasenträchtige« Falten zu werfen.
- Vor allem Wanderer und Bergsteiger sollten wissen, dass Akrylsocken laut wissenschaftlicher Studien den Fuß doppelt so gut schützen wie Socken aus Naturstoffen (etwa aus Baumwolle). Der Grund: Sie passen sich besser den Fuß- und Schuhformen an, außerdem fühlt sich Akryl selbst bei Nässe noch weich und angenehm an.
- Neue Schuhe vor dem ersten Tragen mit einem Hirschtalgstift einreiben. Dadurch werden die Reibungskräfte gesenkt. Zudem empfiehlt es sich, die Schuhe von innen mit Seife oder Vaseline einzureiben.
- Ein alter Trick, der beim Tragen von Wanderstiefeln vor Blasen schützt: Tragen Sie statt einem Paar dicke Socken zwei dünne übereinander. So reiben die Socken aneinander – und nicht an Ihrem Fuß.

# Knieentzündung

## Symptome

- Schmerzen im vorderen Kniebereich, die sich verschlimmern, wenn man einige Zeit mit angewinkelten Beinen sitzt
- Fremdkörpergefühl im Gelenk
- Wenn die Kniescheibe bei entspanntem Knie mit der Hand bewegt wird, spürt man ein Knirschen

## Ursachen

Die Kniescheibe liegt an der Vorderseite des Knies in der Sehne des großen Oberschenkelmuskels. Bei Bewegungen des Beins gleitet sie über das Kniegelenk. Um einen reibungslosen Verlauf zu gewährleisten, ist sie an der Rückseite mit Knorpel überzogen. Bei vielen Sportlern ist jedoch die Oberschenkelmuskulatur an der Außenseite stärker ausgeprägt als innen. Die Folge: Die Kniescheibe gleitet asymmetrisch über das Gelenk, ihr Knorpel wird abgeschliffen, und es kommt schließlich zu einer Entzündung – oft mit bewegungseinschränkendem Reizerguss.

Falls Sie keine Schwellung am Knie haben, können Sie es mit einer warmen Kompresse oder einer anderen Wärmebehandlung versuchen. Im Fall einer Schwellung ist Wärme jedoch nicht angezeigt!

## Problematische Kniestütze

Ärzte und Sportler greifen bei Beschwerden der Kniescheibe gerne zu elastischen Kniestützen. Deren Wirkung ist allerdings umstritten, außerdem müssen sie 100-prozentig an das jeweilige Knie angepasst sein – was nur selten der Fall ist.
Demgegenüber ist ihre psychische Wirkung eher ungünstig. Denn die Stütze erinnert den Athleten permanent daran, dass sein Knie angegriffen ist; und der Schmerzgrad hängt bekanntlich entscheidend davon ab, wie viel Aufmerksamkeit man dem angeschlagenen Körperteil widmet.

Magnete gehören zu den alternativen Heilmethoden, deren schmerzhemmende Wirkung wissenschaftlich gut dokumentiert ist. Allerdings gilt dies nur für die Magnetfolien, auf denen die Magnetfelder im ständigen Polwechsel angeordnet sind.

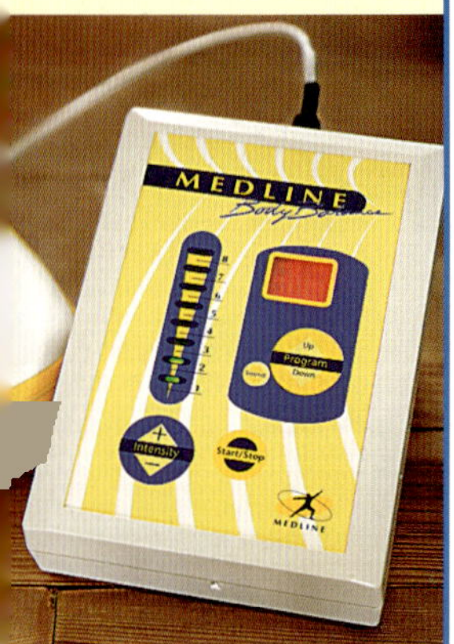


*Eine Behandlung mit Magneten ist nicht nur mit Folien, sondern auch mit pulsierenden Magnetfeldgeräten möglich.*

## Kurzzeitig die Sportart wechseln

Beschwerden an der Kniescheibe lassen in der Regel das Sporttreiben weiterhin zu – sofern die Belastung für das Knie moderat ausfällt. Hier kann es sinnvoll sein, für eine Weile auf schonende Disziplinen umzusteigen, etwa Aqua-Jogging und Ergometertraining.

## Die innere Oberschenkelpartie stärken

Setzen Sie sich auf einen relativ hohen Stuhl oder eine Tischkante. Jetzt strecken Sie wechselweise die Beine in die Waagrechte, wobei die Fußspitze kräftig nach außen gedreht wird – erst 20 Wiederholungen links, dann dieselbe Anzahl rechts. Das Ganze wiederholen Sie noch einmal.

Sie können den Trainingsreiz auch erhöhen, indem Sie sich Gewichtsmanschetten um die Fußgelenke legen – muten Sie sich aber keinesfalls zu viel zu!

## Heilmagnete

Wechselpolare Magnetfolien (unter den Handelsnamen Bioflex, Nikken und LiTai in der Apotheke oder im Versandhandel erhältlich) fördern die Durchblutung und lindern den Schmerz. Im Unterschied zu entsprechenden Salben und Cremes bleibt bei ihnen eine chemische Reizung des Gewebes aus – sie erreichen mit ihrer Heilwirkung auch so die tieferen Gewebeschichten.

**Anwendung** Befestigen Sie die Magnete so auf der Kniescheibe, dass die Bewegungsfreiheit des Gelenks erhalten bleibt, beispielsweise links und rechts am Rand der Kniescheibe. Dazu muss man mitunter ein wenig herumexperimentieren. Als Alternative kommen auch magnetisierte Kniemanschetten infrage. Wichtig: Tragen Sie die Magnete so lange, wie es Ihnen möglich ist! Am besten entfernt man sie nur, bevor man sich wäscht.

## Vorbeugen – so bleiben Sie gesund

- **Sparen Sie nicht beim Schuhwerk! Achten Sie bei Sport- und Straßenschuhen auf einen bequemen Sitz, auf Stabilität und auf das Fußbett.**
- **Als Läufer sollten Sie nicht zu oft den Untergrund wechseln!**
- **Viele Kniebeschwerden erledigen sich von selbst, wenn man sein Übergewicht reduziert!**

### Aufbau von Knorpelmasse

In der Regeneration des Kniescheibenknorpels hat sich das Nahrungsergänzungsmittel »Gelmodel biosol« bewährt. Es enthält Aminosäuren, Vitamine und Mineralien in exakt der Mischung, die zum Aufbau von Knorpelmasse benötigt wird. Man erhält den Sirup (in verschiedenen Geschmacksrichtungen) sowie die geschmacksneutralen Tabletten in der Apotheke. Die Dosierung entnehmen Sie bitte der jeweiligen Packungsbeilage.

Manchmal sind es Stöße und Tritte, die zum Auslöser einer Knochenhautentzündung werden. Hiervor schützt man sich natürlich am besten durch das konsequente Anlegen von Schienbeinschonern.

# Knochenhautentzündung

### Symptome

- Schmerzen an der Innenseite des Schienbeins, vor allem unter körperlicher Belastung
- Wenn man mit dem Finger über die Innenseite des Schienbeins streicht, bemerkt man Unebenheiten und mehr oder weniger starken Druckschmerz

### Ursachen

Knochenhautentzündungen treffen vor allem Sportler, die häufig den Bodenbelag wechseln, etwa Tennisspieler, die im Winter auf Kunststoffbelägen und im Sommer auf Asche spielen. Auch falsches Schuhwerk (z. B. Laufschuhe mit zu langen Spikes, Fußballschuhe mit zu langen Stollen) kann Knochenhautentzündungen provozieren.

### Organische Hintergründe

Die Knochenhaut am Schienbein wird von zahlreichen Blutgefäßen und Nervenenden durchzogen. Aus diesem Grund reagiert sie sehr empfindlich auf mechanische Belastungen.

Knochenhautentzündungen sind außerordentlich hartnäckig und haben schon so manche Sportlerkarriere zur Tortur gemacht. Die Therapiechancen sind umso größer, je früher mit der Behandlung begonnen wird.

### Risiko Schonhaltung

Knochenhautentzündung bereitet vor allem beim Laufen große Schmerzen. Dadurch verstärkt sich die Neigung, den Fuß mehr auf der Außenkante aufzusetzen, um die Belastung auf das Schienbein zu verringern. In der Folge kommt es jedoch zu Fehlbelastungen, die zur Verkrampfung der Wadenmuskulatur und möglicherweise sogar zu Schäden am Kniegelenk führen können. Knochenhautentzündungen sollten daher unbedingt vollständig auskuriert werden!

## Trainingspause

Wenn bereits beim Gehen Schmerzen am Schienbein auftreten, ist ein Trainingsstopp unvermeidlich!

## Kühlung

Fertigen Sie einen »Hot-Ice«-Verband.

**Anwendung** Nehmen Sie einen Eimer mit kaltem Wasser, in das Sie reichlich zerstoßene Eiswürfel und 10 bis 15 Tropfen der Arnikalösung Hyzum geben. Tränken Sie mit dieser Mischung so viele Schwämme, wie Sie benötigen, um Ihr Schienbein komplett abzudecken. Dann die Schwämme auflegen und mit einer Idealbinde fixieren. Sobald sich die Kompresse erwärmt, gießen Sie kaltes Wasser nach. Dauer der Anwendung: 20 Minuten, dann eine Pause von 10 bis 15 Minuten einlegen, anschließend die Kühlung noch einmal wiederholen. Diesen Verband legen Sie am besten jeden Morgen und jeden Abend an, 5 bis 7 Tage lang.

## Entzündungshemmer

Dazu eignen sich vor allem Enzympräparate wie Phlogenzym oder Wobenzym. Nehmen Sie davon 10 bis 12 Tabletten täglich, verteilt auf 3 Rationen, jeweils 1 bis 2 Stunden vor den Mahlzeiten.

## Heilmagnete

Sie besitzen gerade bei örtlich klar umrissenen Beschwerden wie der Knochenhautentzündung gute Chancen.

**Anwendung** Befestigen Sie so viele Magnetfolien (man erhält sie als Bioflex, Nikken oder LiTai in der Apotheke oder im Direktversand) auf dem Unterschenkel, wie Sie benötigen, um Ihr Bein abzudecken. Tragen Sie die Magnetfolien so lange wie irgend möglich, also auch über Nacht.

## Homöopathie

- Ruta D6 hilft bei Knochenschmerzen und Entzündungen, die sich unter Bewegung verschlimmern. Dosierung: 3-mal täglich 5 Globuli.
- Bewährte Kombinationspräparate sind Symphytum Oligoplex und Pflügerplex Asa foetida 139. Dosierung: 3-mal täglich 15 Tropfen auf 1 Esslöffel Wasser.

## Muskeltraining

Wenn Sie das Bein etwa eine Woche lang ausgiebig gekühlt haben, ist es Zeit für ein Aufbautraining, um das Muskelkorsett für Ihr Bein wieder zu kräftigen.

Enzympräparate und Homöopathika können sich in ihrer Wirkung gegenseitig beeinträchtigen – sie sollten nicht miteinander kombiniert werden. Hier müssen Sie sich also entscheiden, welche Therapiemaßnahme Sie anwenden wollen.

## Vorbeugen – so bleiben Sie gesund

- Sparen Sie nicht an den Schuhen! Achten Sie bei Sport- und Straßenschuhen auf bequemen Sitz, Stabilität und Fußbett.
- Ständiger Untergrundwechsel ist absolutes Gift für Ihre Knochenhäute! Versuchen Sie, diese Wechsel so weit wie irgend möglich zu reduzieren, und wenn es nicht anders geht, sollten Sie den Wechsel keinesfalls zu abrupt vollziehen.
- Spikes und Stollenschuhe nur sparsam einsetzen! Im Training kommt man oft auch ohne sie aus.
- Überprüfen Sie Ihren Laufstil! Dies kann beispielsweise durch eine Videoaufzeichnung geschehen. Falsch: wenn die Fußspitze seitwärts nach innen oder außen gesetzt wird. Richtig: wenn die Fußspitze gerade nach vorn weist. Falsch: wenn Sie über die Ferse abrollen und sich in jeden Schritt mit gestrecktem Kniegelenk hineinfallen lassen. Richtig: Der Fuß rollt über den vorderen Ballen ab, das Bein ist leicht gebeugt. Zu diesem Laufstil gelangt man beispielsweise durch Barfußlaufen im Sand oder auch in einer großen Kiste mit Maiskörnern.

Starke Schmerzen können den Sportler in eine Schonhaltung zwingen. Dadurch verändern sich jedoch die orthopädischen Verhältnisse in seinem Bewegungsapparat weiter nachteilig.

**Anwendung** Legen Sie sich mit dem Rücken auf den Boden, platzieren Sie die Füße mit gebeugten Beinen auf einem Stuhl. Dann ziehen Sie die Fußspitzen zum Körper, 7 bis 10 Sekunden lang. Anschließend entspannen. Nach etwa 10 Sekunden ziehen Sie die Fußspitzen abermals an. Wiederholen Sie die Anspannung 5- bis 8-mal, führen Sie davon 3 bis 5 Serien pro Tag durch.
Im Anschluss an jede Trainingseinheit reiben Sie Ihre kompletten Unterschenkel mit Franzbranntwein ein, und zwar in Richtung zum Kniegelenk.

# Läuferknie

## Symptome

- Schmerzen im Außenbereich des Kniegelenks, am Oberschenkelknochen auf Höhe der Kniescheibe
- Der Schmerz tritt vor allem bei längeren Läufen auf und kann so heftig sein, dass der Lauf unterbrochen werden muss; er lässt dann zwar nach, doch beim Weiterlaufen kehrt er sofort zurück

Ein nicht effektiv therapiertes Läuferknie kann schwere Schäden (vor allem an Kniekapsel und Meniskus) zur Folge haben!

## Ursachen

Der Sportler läuft zu sehr auf den Außenkanten. Dadurch reibt sich das so genannte iliotibiale Band (es erstreckt sich an der Oberschenkelaußenseite von der Hüfte bis zum Kniegelenk) am Oberschenkelknochen, und es kommt zu einer Entzündung.

## Heilmagnete

Bei entzündlichen Gelenkerkrankungen besitzt die Magnettherapie große Chancen. Gegenüber den gängigen Rheumasalben hat sie den Vorteil, in tiefe Gewebezonen vordringen zu können, ohne obere Gewebeschichten zu reizen. Zu den Erfolgen der Magnettherapie bei Sportverletzungen existieren zahlreiche Fallberichte.
Magnetkräfte fördern die Durchblutung, hemmen Entzündungen und lindern – oft bereits nach wenigen Stunden – die Schmerzen.
**Anwendung** Sie erfolgt mit wechselpolaren Magnetfolien (Bioflex, Nikken oder LiTai), die auf die schmerzende Zone des Kniegelenks (meist auf der Außenseite) befestigt werden. Kleben Sie die Folien am besten bei halb gebeugtem Gelenk auf; damit wird erreicht, dass Sie beim Strecken und Beugen des Knies von den Magneten nur wenig behindert werden. Die Folien sollten auf jeden Fall nachts, am besten aber auch während des Lauftrainings getragen werden.

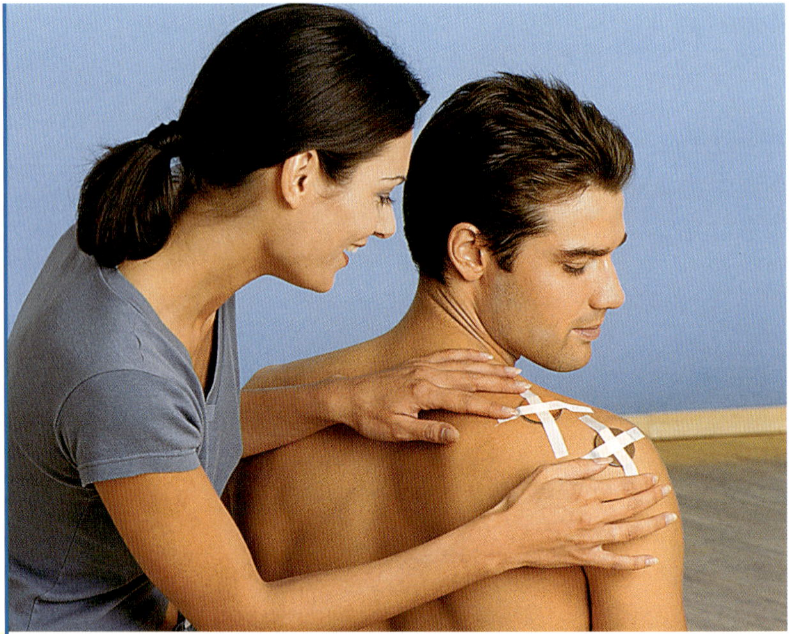

*Magnetfolien sind einfach anzuwenden und lindern oft schon nach kurzer Zeit die Schmerzen. Hin uns wieder lösen allerdings allergisierende Materialien in ihrer Klebeschicht Hautrötungen und Juckreiz aus.*

Magnete bekämpfen lediglich die schmerzhaften Entzündung am Kniegelenk, tiefer liegende Ursachen (meist eine Dysbalance in den Wadenmuskeln) werden hingegen nicht behandelt. Hier ist in jedem Fall zusätzlich ein spezielles Krafttraining durchzuführen.

Der Fachhandel bietet zwar mittlerweile Magnetmanschetten für das Knie, doch die darin angeordneten Magneten treffen meist nicht die Zonen, die beim Läuferknie betroffen sind. In diesem Fall sind daher Einzelmagneten sinnvoller.

## Belastung reduzieren

Senken Sie die Laufbelastung! Versuchen Sie, Ihre Ausdauer beispielsweise mit Fahrradfahren aufzubauen.

## Muskelkräftigung

Setzen Sie sich auf einen Stuhl, die Beine im rechten Winkel, die Knie sind etwa 20 Zentimeter voneinander entfernt. Jetzt pressen Sie die Knie für 10 bis 15 Sekunden kräftig gegeneinander, wobei die Fuß-

innenseiten auf dem Boden bleiben und der Außenrist deutlich angehoben wird. Machen Sie diese Übung mindestens 5-, noch besser 10-mal pro Tag.
Man kann sie auch bequem und zu jeder Zeit im Bürostuhl durchführen. Diese Kraftübung beseitigt die muskulären Dysbalancen in Ihrem Knie.

Im Unterschied zum Faserriss ist beim Muskelriss ein komplettes Muskelbündel gerissen. Der Muskel ist kaum noch funktionsfähig; in der Regel ist auch eine große Lücke zu ertasten. Hier muss in jedem Fall schnell ärztliche Hilfe geholt werden!

## Homöopathie

- Traumeel-Tabletten sind ein bewährtes Mittel bei allen Verletzungen und Entzündungen infolge von Überanstrengung. Dosierung: 3-mal täglich 1 bis 2 Tabletten.
- Bryonia D6 hilft gegen Schmerzen, die bei der geringsten Bewegung schlimmer und durch Ruhe besser werden. Dosierung: 3-mal täglich 10 Tropfen.

## Vorbeugen – so bleiben Sie gesund

- **Nehmen Sie sich Zeit für den Kauf Ihres Laufschuhs, und sparen Sie nicht dabei! Der richtige Schuh muss nicht nur bequem sein, sondern soll das Außenkantenlaufen des Fußes so weit wie möglich verhindern.**
- **Lassen Sie sich am besten von einem erfahrenen Läuferkollegen beim Schuhkauf begleiten, der Sie mit den verschiedenen Schuhen beim Laufen beobachtet.**
- **Meiden Sie Bergabläufe! Sie bringen konditionell nichts und belasten die Gelenke übermäßig.**
- **Versuchen Sie, möglichst nur auf einer Untergrundart zu laufen. Denn häufige und/oder abrupte Belagwechsel fördern Entzündungen an Sehnen und Gelenken.**

Wer einen frischen Muskelfaserriss hat, sollte am besten auf das Duschen verzichten – oder nur mit angelegtem Kühlverband duschen. Denn sonst wird dem verletzten Muskel zu viel Wärme zugeführt und auf diese Weise ein Nachbluten provoziert.

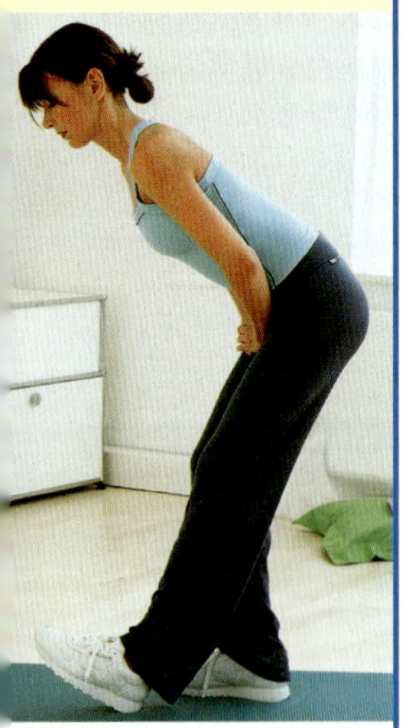

*Das Warm-up – ein wichtiger Schutz gegen Muskelrisse.*

# Muskelfaserriss

## Symptome

- Im Augenblick der Verletzung starker stechender Schmerz, der sich wiederholt, wenn man versucht, den Muskel zu belasten
- Der Muskelverlauf zeigt eine Lücke, die allerdings für den Laien nicht unbedingt spürbar ist
- In den folgenden Minuten/Stunden kann ein Bluterguss auftreten. Allerdings zeigen nicht alle Faserrisse einen Erguss, da sich das austretende Blut auch in tiefere Gewebeschichten ergießen kann

## Ursachen

Faserrisse treten besonders häufig auf bei Muskeln, die sich über mehrere Gelenke ziehen (wie beispielsweise Waden-, Oberschenkel- und Oberarmmuskeln). Ermüdung, mangelhaftes Aufwärmen, sehr kalte (der Muskel kühlt aus) und sehr warme (der Muskel verliert durch Schwitzen viele Elektrolyte) Umgebungstemperaturen sowie Stress, bestehende Infekte und Muskelkater begünstigen die Entstehung von Faserrissen.
Sprinter leiden besonders oft unter Faserrissen in der rückseitigen Oberschenkelmuskulatur, bei Fußballern sind vor allem die Adduktoren auf der Oberschenkelinnenseite betroffen.

### Psychische Hintergründe

Im Unterschied zur Zerrung lässt der Faserriss beim Sportler keine Zweifel offen, dass in ihm »etwas kaputt« ist: Der einschießende, stechende Schmerz führt sofort zu einer Unterbrechung der sportlichen Tätigkeit. Dieses Schmerzerlebnis kann gerade für junge Sportler so einschneidend sein, dass sie mitunter Monate brauchen, bis sie sich wieder trauen, den Muskel voll zu belasten. Leider verlieren hier nicht nur die Sportler, sondern auch die Trainer oft die Geduld. Tatsache ist freilich: Wenn ein Athlet lange braucht, um sich psychisch von einem Faserriss zu erholen, ist er kein »Weichei«, sondern ein Mensch, der wachsam und sensibel auf Veränderungen in seinem Körper reagiert – und das ist für einen Sportler zunächst einmal eine durchaus nützliche Charaktereigenschaft.

## Erste Hilfe – Kältebehandlung

Zunächst gilt es, den verletzten Muskel ausdauernd zu kühlen, um die weitere Blutung und Schwellung einzudämmen.

**Anwendung** Zur Kühlung verwendet man einen mit kaltem Wasser getränkten Schwamm, der mit einem Kompressenverband am verletzten Muskel fixiert wird. Die Kompresse sollte sorgfältig angelegt sein und dem Muskel straffen Halt geben! Dauer der Kühlung mindestens 20 Minuten, die Kompresse muss regelmäßig mit kaltem Wasser getränkt werden. Dem Wasser kann man Alkohol oder Essig zusetzen, um den Verdunstungs- und damit den Kühleffekt zu erhöhen. Nach der ersten Kühlung macht man 5 Minuten Pause, danach erfolgen noch 1 bis 2 weitere Kühlungsdurchgänge von jeweils 20 Minuten Dauer. Beachten Sie: Schwere Muskelfaserrisse brauchen mitunter 2 bis 3 Stunden, bis sie nicht mehr nachbluten!

Spürt der Sportler beim Verletzungseintritt einen stechenden Schmerz, handelt es sich um einen Faserriss, und er muss den Muskel beim Kühlen schonen; spürt er ein Ziehen und eine Verkrampfung, handelt es sich um eine Zerrung, wo nach der ersten Kühlung mit sehr behutsamen Dehnübungen begonnen werden kann.

## Salbenverband

Nach der Kühlung macht man, am besten abends oder sogar über Nacht, einen Salbenverband mit Beinwellsalbe (Kytta-Salbe).

**Anwendung** Die Salbe wird großzügig auf dem verletzten Muskel verteilt, dann wird der Verband angelegt. Achten Sie darauf, dass der Verband dem Muskel Raum zur Durchblutung lässt.

Der Salbenverband sollte in der Folgewoche konsequent für jede Nacht angelegt werden.

## Begleitende Enzyme und Vitamine

Zur Eindämmung der Entzündung empfehlen sich in den ersten drei Tagen Enzympräparate wie Phlogenzym (12 Tabletten pro Tag, auf 3 Einheiten verteilen) und Wobenzym (15 Tabletten pro Tag, auf 3 Einheiten verteilt). Später wird die Dosis auf 3-mal 2 Tabletten pro Tag reduziert. Wichtig: die Enzympräparate 1 bis 2 Stunden vor den Mahlzeiten einnehmen!

Für die Regeneration des Muskels werden jetzt große Mengen an Vitamin C und E benötigt. Es zeigt sich jedoch immer wieder, dass natürliche Vitaminquellen den synthetischen Präparaten überlegen sind. Empfehlenswert ist Bärlauch ABCE-Granulat. Man erhält es in der Apotheke. Dosierung: in den ersten 3 Tagen 2 Teelöffel pro Tag, jeweils morgens und abends. Später 1 Teelöffel pro Tag, am besten morgens vor dem Frühstück.

Bei Faserrissen empfiehlt es sich, die Hilfe eines erfahrenen Sportphysiotherapeuten in Anspruch zu nehmen. Er kann weitere Maßnahmen wie etwa Elektrotherapie, Lymphdrainagen und Massagen in die Wege leiten.

## Nachversorgung

Nach vier bis fünf Tagen kann der Muskel erstmals wieder vorsichtig belastet werden – am besten mit Dauerläufen oder mit Radfahren auf dem Ergometer für 20 Minuten. Nach der Belastung den Muskel vorsichtig dehnen, anschließend für 15 bis 20 Minuten mit einer Kältekompresse kühlen! Gerade die Dehnübungen sind unverzichtbar, damit der Faserriss ohne größere Narbenbildung abheilen kann.

Außerdem kann man allmählich mit einem Krafttraining beginnen, wobei man sich in der Belastungsintensität behutsam an die Schmerzgrenze herantastet. Zwischen den einzelnen Kraftübungen den Muskel wiederum sanft dehnen!

Denken Sie außerdem daran, nicht nur den erkrankten Muskel zu kräftigen, sondern auch die anderen Muskelbereiche zu betätigen – denn auch die sind natürlich durch den Faserriss zu einer unfreiwilligen Trainingspause gezwungen!

## Homöopathie

Für den Muskelaufbau im Rahmen des Rehatrainings empfiehlt die Homöopathie Calcium carbonicum Hahnemanni D6. Dosierung: 3-mal täglich 5 Globuli.

## Vorbeugen – so bleiben Sie gesund

- Ausgiebig aufwärmen! Vor sportlichem Training und Wettkampf müssen die Muskeln ausreichend erwärmt werden. Dazu gehören langsames Joggen von 10 bis 15 Minuten Dauer und anschließende Gymnastik. Wichtig: Sowohl das kräftige Nachwippen als auch das statische Stretching haben als Aufwärmmethoden wohl ausgedient, da sie in Studien keine Schutzeffekte für die Muskeln belegen konnten. Richtig: den Muskel in eine Dehnungsposition bringen und in dieser Position locker nachfedern. Das Gymnastikprogramm muss mehr oder weniger schmerzfrei sein, denn Schmerzen führen grundsätzlich zu einer Spannungserhöhung im Muskel.
- Richtige Kleidung! Zahlreiche Sportler machen sich im Trainingsanzug warm und ziehen sich – nicht nur im Winter – eine luftundurchlässige Regenkluft darüber, um möglichst schnell »auf Betriebstemperatur« zu kommen. Erst kurz vor dem Wettkampf wird die Aufwärmkleidung abgelegt. Dieses Procedere ist jedoch falsch, weil der Körper erst »hochgekocht« wird, um anschließend durch das Ablegen der Kleidung »schockgekühlt« zu werden. Richtig: Sobald sich beim Aufwärmen die ersten Schweißtropfen bilden, sollte die Trainingsbekleidung abgelegt werden und das weitere Aufwärmen im Wettkampfdress erfolgen.
- Nach besonders harten Wettkämpfen oder Trainingseinheiten empfiehlt sich das so genannte Cool-down: 5 bis 10 Minuten locker traben, die Muskeln behutsam dehnen. Das fördert die Regeneration der Muskulatur.

Viele Hobbysportler erzählen von Muskelkaterschmerzen, die sie eine Woche lang geplagt hätten. Ein Irrtum! Muskelkater ist nach spätestens drei Tagen verschwunden; die betreffenden Sportler hatten wahrscheinlich eher eine Muskelzerrung.

# Muskelkater

## Symptome

- Muskelschmerzen, die etwa 24 bis 48 Stunden nach einer Belastung auftreten
- Kein punktuelles Auftreten an einzelnen Muskeln, sondern Verteilung über relativ große Muskelfasern
- Die Bewegungen werden langsamer, unsicherer, man wird anfälliger für Verletzungen

In der Regel gewinnt ein Muskel Energie durch Nährstoffverbrennung unter Sauerstoffzufuhr. Wenn die Belastung sehr intensiv ausfällt, muss er zur so genannten anaeroben Energiegewinnung (ohne Sauerstoff) wechseln. Jetzt werden Zuckermoleküle zerlegt – allerdings unvollständig, sodass Milchsäure übrig bleibt und der Muskel sauer wird.

## Ursachen

Muskelkater ist die schmerzhafte Folge von Mikrofaserrissen, also mikroskopischen Verletzungen innerhalb der Muskeln, so genannten Mikrotraumen. Diese Schäden werden durch nachgebende Bewegungen (beispielsweise bei Liegestützen, Skiabläufen und Bergabwandern) ausgelöst, ebenso durch hohe Milchsäurekonzentrationen aufgrund intensiver Belastungen, ungewohnter Anstrengung oder schlechten Trainingszustands. Die betroffenen Muskelgruppen können ihre Stoffwechselprodukte dann nur noch unvollständig abtransportieren.

### Organische Hintergründe

Warum kommt es zum Muskelkater erst, wenn die sportliche Betätigung bereits 24 bis 48 Stunden zurückliegt? Die Antwort: Die Muskelfasern haben in ihrem Inneren keine Sinneszellen, die unser Gehirn über Schäden informieren könnten. Die einzigen infrage kommenden Sinneszellen sitzen am Faserrand. Und diese müssen eben eine gewisse Zeit warten, bis die »Unfallnachricht« aus dem Faserinneren – beispielsweise in Form von abtransportiertem Zellmaterial – bei ihnen angekommen ist.

## Nicht einfach ignorieren!

Ehrgeizige Sportler sehen Muskelkater gerne als Beweis dafür, wirklich etwas getan zu haben, und trainieren mit hoher Intensität über ihn hinweg. Ein möglicherweise folgenschwerer Fehler! Denn schmerzende Muskeln sind nur eingeschränkt funktionstüchtig, blockieren den Bewegungsablauf und stellen dadurch ein erhebliches Verletzungsrisiko dar.

Zur Dämpfung der Muskelkater-beschwerden eignen sich auch Enzympräparate wie Wobenzym und Phlogenzym. Dosierung: 10 Tabletten pro Tag, verteilt auf 3 Einheiten, die 1 bis 2 Stunden vor den Mahlzeiten eingenommen werden.

## Mit Eis abreiben

Muskelkater muss nicht so intensiv gekühlt werden wie Muskelfaserrisse oder Zerrungen. Doch etwas Kühlung kann ihm auch nicht schaden.

**Anwendung** Deponieren Sie einige zerstoßene Eiswürfel in einem nassen Waschlappen. Dann streichen Sie mit diesem Kältebeutel behutsam über die schmerzende Muskulatur. 5 Minuten reichen dafür aus; eine längere Anwendung verstärkt eher die Symptome.

## Leichte Lockerung

Lockern Sie behutsam Ihre verspannte Muskulatur, beispielsweise durch lockeres Jogging oder Radfahrtraining auf dem Ergometer. Mit zunehmender Erwärmung wird der Bewegungsablauf meist besser. Keinesfalls sollten Sie die sportliche Belastung wiederholen, die zum Muskelkater geführt hat!

## Homöopathie

- Traumeel-Tropfen wirken schmerz- und entzündungshemmend. Dosierung: zunächst 5 Tropfen jede Stunde, später 3-mal täglich 10 Tropfen , bis die Beschwerden abgeklungen sind.
- Eine Alternative ist Rhus toxicodendron D6. Dosierung: 5 Globuli jede Stunde, ab dem Folgetag auf 3-mal täglich 10 Globuli reduzieren.

Beim Sport verliert der Körper viele Mineralien, sodass es sinnvoll ist, ihm diese ausreichend zur Verfügung zu stellen. Die früher (und heute zum Teil auch noch) üblichen Salztabletten sind aber nicht sinnvoll. Aus Untersuchungen weiß man, dass sie den Magen belasten, nicht aber ernsthaft zur Mineralienversorgung beitragen.

## Vorbeugen – so bleiben Sie gesund

- Nicht weniger als 2-mal pro Woche trainieren. Ein gut trainierter Körper kann auf nachgebende Muskelarbeit besser reagieren, und er produziert beim Sport weniger Milchsäure.
- Vor der Sporteinheit für mindestens 20 Minuten aufwärmen!
- Nach besonders harten Belastungen oder viel nachgebender Muskelarbeit empfiehlt sich ein Cool-down, um den Abtransport von Milchsäure voranzutreiben und die Muskeln zu lockern. In der Regel reicht dazu ein gemächliches Jogging von 10 Minuten, immer wieder von Dehnübungen unterbrochen, die aber nicht die Schmerzgrenze erreichen sollten.
- Nach dem Cool-down hilft auch ein Entmüdungsbad in 37 bis 39 °C warmem Wasser. Die entspannende Wirkung kann man mit Heilkräuterzusätzen wie Fichtennadel- oder Melissenöl verstärken.
- Achten Sie auf ausreichend Magnesium. Zu den magnesiumreichen Nahrungsmitteln zählen Leinsamen, Weizenkeime, Pumpernickel, Knäckebrot und Nüsse. Als Nahrungsergänzung für Leistungssportler empfiehlt sich »Bärlauch-Magnesium«, 3 Kapseln täglich. Bedenken Sie, dass durch fett- und kalziumreiche Nahrungsmittel sowie Alkohol und Colagetränke unsere Magnesiumverwertung eingeschränkt wird! Wer viel Eiweiß zu sich nimmt (wie das ja besonders bei Kraftsportlern der Fall ist), hat einen deutlich erhöhten Magnesiumbedarf.

# Muskelkrampf

## Symptome

- Der Muskel verharrt in einem schmerzhaften Spannungszustand
- Der Krampf kann willentlich nicht gelöst werden

## Ursachen

Meist liegt eine Unterversorgung des Muskels durch Flüssigkeits- oder Mineralienmangel, Überanstrengung, psychische Blockaden, falsche Bekleidung (z. B. zu enge Socken) oder Kälteschock vor; aber auch Diabetes mellitus oder Erkrankungen der Wirbelsäule können zu Muskelkrämpfen führen. Vielen Krämpfen gehen so genannte Mikrotraumen (mikroskopische Verletzungen) im Muskel voraus.

Neben Magnesium spielen vor allem B-Vitamine eine wichtige Rolle im Muskelstoffwechsel. Ein Mangel erhöht das Risiko für Krämpfe.

### Organische Hintergründe

Bei Sportlern werden am häufigsten Waden- und Zehenmuskeln von Krämpfen heimgesucht. Der Grund: Auf ihnen lastet ein Großteil des Körpergewichts, wodurch sie stark beansprucht werden. Der Wadenmuskel zieht außerdem noch über zwei Gelenke, über das Knie- und Fußgelenk. Die Folge: Bei bestimmten Bewegungsabläufen (wie etwa beim Brustschwimmen, wo das Kniegelenk mit angezogenen Füßen ständig gebeugt und gestreckt wird) findet er kaum noch zur Entspannung und damit zu keiner ausreichenden Durchblutung (ein verspannter Muskel drückt auf die Blutgefäße).

### Psychische Hintergründe

Je weniger wir psychisch hinter einer Bewegung stehen, desto mehr neigen die an ihr beteiligten Muskeln zum Krampf. So lässt sich z. B. bei Zehnkämpfern immer wieder beobachten, dass sie speziell bei jenen Disziplinen einen Krampf bekommen, die sie nur mit Widerwillen ausüben.

## Erste Hilfe

Beim Auftreten eines akuten Krampfs muss die sportliche Tätigkeit unterbrochen werden. Dann wird der betroffene Muskel kräftig, aber keinesfalls ruckartig für 15 bis 20 Sekunden gedehnt. Beispielsweise dadurch, dass man die muskulären Gegenspieler (bei der Wade wären das die Schienbeinmuskeln) anspannt. Oder aber dadurch, dass ein Mitsportler von unten gegen den Fußballen (beim Wadenkrampf) oder gegen die Zehenunterseite (bei Krämpfen in der Zehenmuskulatur) drückt. Wichtig beim Wadenkrampf: das Kniegelenk beugen, damit der Wadenmuskel nicht überdehnt wird!

## Kühlung

Im direkten Anschluss an die Dehnung werden beim Wadenkrampf Wade und Kniekehle mit einem eiswassergetränkten Schwamm abgerieben. Wenn Sie noch ein paar Tropfen Franzbranntwein ins Wasser geben, erzielen Sie einen weiteren durchblutungssteigernden Effekt im Muskel.

Wenn Sie Fußballer sind, befestigen Sie Ihre Stutzen und Schienbeinschoner nicht mit Gummibändern oberhalb der Wade, sondern mit Tape- oder Mullbindenstreifen. Achten Sie darauf, dass Ihre Socken nicht zu eng anliegen.

## Aloe-vera-Öl

Das Öl ist ein bewährtes Hausmittel in der Therapie von Muskelkrämpfen. Es eignet sich zur Behandlung unmittelbar nach Dehnung und Eiswassereinreibung und zur Nachbehandlung, wenn der Athlet zur Ruhe gekommen ist. Man erhält das Öl unter dem Namen »Echoran« in der Apotheke.

## Homöopathie

- Cuprum metallicum C200 eignet sich zur Soforthilfe. Dosierung: einmalige Dosis von 5 Tropfen.
- Ein bewährtes Kombinationspräparat gegen Wadenkrämpfe ist Corallium rubrum Oligoplex. Dosierung: 3-mal täglich 1 Tablette im Mund zergehen lassen.
- Zincum valerianicum D3 hilft bei Krämpfen, die vorzugsweise nachts auftreten. Dosierung: 5 bis 10 Globuli, 30 Minuten vor dem Schlafengehen.

## Warmes Bad

Für die Nachversorgung legen Sie sich für 10 bis 15 Minuten in ein 37 bis 39 °C warmes Entmüdungsbad.

## Vorbeugen – so bleiben Sie gesund

- Vor dem Training oder Wettkampf stets ein ausgiebiges Dehn- und Aufwärmprogramm durchführen!
- Durst kommt oft erst, wenn der Flüssigkeitsverlust bereits zu erheblichen Leistungseinbußen geführt hat. Achten Sie also darauf, dass Sie immer wieder trinken, auch wenn Sie keinen Durst verspüren! Das beste Getränk ist kohlensäurefreies Mineralwasser mit einem Spritzer Zitronensaft. Nach dem Sport empfiehlt sich Apfelschorle aus 3 Teilen Wasser und 1 Teil Apfelsaft.
- Achten Sie bei der Ernährung auf ausreichende Versorgung mit Magnesium, da es im Muskelstoffwechsel eine Schlüsselrolle spielt. Magnesiumreiche Nahrungsmittel sind Weizenkleie, -keime, Leinsamen, Nüsse, Pumpernickel und Erbsen. Bei ausgeprägter Krampfneigung empfiehlt sich die Einnahme von 3 Bärlauch-Magnesium-Kapseln pro Tag. Fett- und eiweißreiche Ernährung, Alkohol und Colagetränke hemmen die Magnesiumverwertung. Achten Sie auch auf eine ausreichende Zufuhr von B-Vitaminen, denn sie begünstigen die Magnesiumaufnahme und spielen im Muskelstoffwechsel eine wichtige Rolle. Sie finden sich vor allem in Blattgemüse, Hülsenfrüchten und Vollkornprodukten. Bei ausgeprägter Krampfneigung können Bierhefetabletten oder Tabletten mit B-Vitaminen hilfreich sein: In einer Studie des Wan Fang Hospitals in Taipeh senkte man bei Patienten die Anfallquote um 86 %, indem man ihnen einen Vitamin-B-Komplex verabreichte.
- Reiben Sie vor Training und Wettkampf Ihre krampfanfälligen Muskeln mit Aloe-vera-Öl (»Echoran«) ein!

Zur Vorbeugung von Muskelverhärtungen eignen sich auch regelmäßige Massagen mit Aloe-vera-Öl. Allerdings sollten die Massagen nicht unmittelbar vor dem Training oder dem Wettkampf erfolgen, da sonst das Risiko besteht, dass die Muskulatur zu sehr an Spannung und dadurch an Leistungskraft verliert.

# Muskelverhärtung

## Symptome

- Ein Muskel oder eine ganze Muskelgruppe ist hart und angespannt. Der Sportler spürt zwar keine sonderlichen Schmerzen, aber er merkt, dass der Muskel nicht mehr voll belastungsfähig ist
- Muskelverhärtungen treten nicht nur unmittelbar beim Sport auf, sondern oft auch in der Nacht. In harten Trainings- und Wettkampfphasen kann es passieren, dass der Athlet locker ins Bett geht und mit völlig verhärteter Muskulatur wieder aufwacht

Bei Muskelverhärtungen können Dehnübungen hilfreich sein. Die Dehndauer kann 30 bis 60 Sekunden betragen, danach den Muskel lockern und nach 60 Sekunden abermals dehnen. Achten Sie darauf, nicht die Schmerzgrenze zu überschreiten und nicht zu wippen, sondern langsam und vorsichtig nachzufedern!

## Ursachen

Muskelverhärtungen können durch intensive und ungewohnte Aktivitäten ausgelöst werden, aber auch durch Fehlbelastungen bzw. -stellungen von Wirbelsäule, Hüfte, Becken, Knie- und Fußgelenken.

## Runter mit der Belastung!

Muskelhartspann kann zu schwer wiegenden Verletzungen wie etwa einem Faserriss führen. Reduzieren Sie also Ihr Trainingspensum!

## Dehnung

Unterziehen Sie die betroffenen Muskeln einem intensiven Dehnprogramm. Achten Sie aber darauf, dass Sie nicht über die Schmerzgrenze gehen! Wiederholen Sie Ihr Dehnungsprogramm mindestens 2-mal pro Tag.

## Kräuterauflage

Bewährt haben sich hier die Wärmeauflagen aus Bockshornklee (Trigonella phoenum-graecum), die man als Trigonella-Wärmeauflagen in der Apotheke erhält.

## Vorbeugen – so bleiben Sie gesund

- Machen Sie nicht den Fehler, Ihre Ängste krampfhaft verstecken zu wollen! Wer sie verbirgt, verdrängt sie ins Unbewusste, und von dort aus senden sie Störsignale an Ihre Muskeln. Seien Sie vor allem sich selbst gegenüber ehrlich, was Ihre Schwächen und Ängste angeht!
- Gönnen Sie Ihren Muskeln ausreichend Pausen zur Erholung. Vermeiden Sie Trainingsbelastungen, bei denen bestimmte Muskelgruppen einseitig bzw. mehrere Tage hintereinander stark belastet werden.
- Manchmal bewirkt der Wechsel des Trainingsschuhs wahre Wunder. Falls all Ihre Maßnahmen allerdings keine Wirkung zeigen, empfiehlt sich der Besuch bei einem Facharzt, um Sie im Hinblick auf Fehlstellungen in der Wirbelsäule bzw. in den Hüft-, Knie- und Fußgelenken zu überprüfen.
- Achten Sie bei der Ernährung auf ausreichende Versorgung mit Magnesium, da dieses Mineral im Muskelstoffwechsel eine Schlüsselrolle spielt. Magnesiumreiche Nahrungsmittel sind Weizenkleie, -keime, Leinsamen, Nüsse, Pumpernickel und Erbsen. Bei immer wiederkehrenden Verhärtungen empfiehlt sich die Einnahme von 3 Bärlauch-Magnesium-Kapseln pro Tag. Denken Sie daran: Fett- und eiweißreiche Ernährung hemmen die Magnesiumverwertung; Ähnliches gilt für Alkohol und Colagetränke.

Lassen Sie sich nicht »fit spritzen«, um sich wettkampftauglich zu machen. Denn Sie gehen mit einem geschädigten Muskel in den Wettkampf, auch wenn Sie es durch die Injektion nicht mehr merken. Das bedeutet, dass Sie nicht die volle Leistung bringen können – und ein enormes Risiko für schwer wiegende Muskelrisse eingehen.

**Anwendung** Vermischen Sie das Pulver mit warmem Wasser zu einem zähen Brei, den Sie auf einem Leinentuch verteilen. Anschließend das Leinentuch mit der bestrichenen Seite auf den betroffenen Muskel legen, mit einem Handtuch abdecken. Dauer der Anwendung: 10 bis 15 Minuten. Patienten mit empfindlicher Haut können auch die nicht bestrichene Seite auf den Muskel legen; die Anwendung sollte dann um ein paar Minuten verlängert werden.

### Homöopathie

Rhus toxicodendron D6 verbessert die Muskelversorgung und hilft vor allem bei Muskelhartspann infolge von Überanstrengung. Dosierung: 3-mal täglich 5 Globuli.

### Aromatherapie

Düfte wirken auf die unbewussten Steuerungsmechanismen unserer Muskelspannung. Bei angst- und stressbedingtem Hartspann eignen sich vor allem Lavendel, Neroli, Weihrauch und Ysop. Verteilen Sie ein paar Tropfen der jeweiligen Öle auf einem Duftstein oder in einer Aromalampe in Ihren Wohn- und Arbeitsräumen.

## Muskelzerrung

### Symptome

Bei Muskelverletzungen ist man davon abgekommen, mit Eis zu kühlen, weil es zu einer unerwünschten Gegenreaktion kommen kann, dem Einschießen von Blut in die verletzte Region.

- Zunächst nur ein leichtes Ziehen, doch schon bald kommt es zu Verkrampfungen, der Muskel »macht zu«
- Nach einigen Stunden kann es zu einer Verfärbung an der gezerrten Stelle kommen – deutliches Zeichen dafür, dass im Muskel Fasern geschädigt wurden. Dies hält sich im Unterschied zum Muskelfaserriss im kleinen Rahmen und kann in der Regel nicht ertastet werden

### Ursachen

Zerrungen treten besonders häufig auf bei Muskeln, die über mehrere Gelenke ziehen (wie beispielsweise Waden-, Oberschenkel- und Oberarmmuskeln). Ermüdung, mangelhaftes Aufwärmen, sehr kalte (der Muskel kühlt aus) und sehr warme (der Muskel verliert durch Schwitzen viele Elektrolyte) Umgebungstemperaturen sowie Stress, bestehende Infektionen und Muskelkater begünstigen die Entstehung von Zerrungen.

## Weiterbelasten schadet!

Muskelzerrungen beeinträchtigen den Bewegungsverlauf; dennoch macht der Sportler oft weiter, weil er hofft, dass sich die Verspannung im Lauf der Bewegungen von selbst lockern würde. Viele versuchen auch, sie per Ausschütteln zu lösen. All diese Bemühungen sind jedoch vergeblich und auch schädlich: Je länger der gezerrte Muskel weiter belastet wird, desto stärker werden die Symptome.

Besser zur Kühlung geeignet als Eis sind mit kaltem Wasser getränkte Schwämme, die möglichst mit einem Kompressenverband am Muskel fixiert werden. Im weiteren Verlauf wird immer wieder kaltes Wasser nachgegossen.

## Erste Hilfe – Kältebehandlung

Zunächst gilt es, den verletzten Muskel ausdauernd zu kühlen, um die weitere Blutung und Schwellung einzudämmen.

**Anwendung** Zur Kühlung verwendet man einen mit kaltem Wasser getränkten Schwamm, der mit einem Kompressenverband am verletzten Muskel fixiert wird. Dauer der Kühlung mindestens 20 Minuten, die Kompresse sollte regelmäßig mit kaltem Wasser getränkt werden. Dem Wasser kann man Alkohol oder Essig zusetzen, um den Verdunstungs- und damit den Kühleffekt zu erhöhen.

## Salbenverband

Nach der Kühlung sollte, am besten abends oder sogar über Nacht, ein Salbenverband mit Beinwellsalbe (Kytta-Salbe) angelegt werden.

**Anwendung** Die Salbe wird großzügig auf dem verletzten Muskel verteilt, dann wird der Verband angelegt. Achten Sie darauf, dass der Verband dem Muskel Raum zur Durchblutung lässt. Diese Anwendung in den nächsten 3 Nächten wiederholen.

## Vorsichtige Dehnung

Packen Sie den verletzten Muskel – sofern kein Muskelfaserriss mit einer spürbaren Unterbrechung des Muskelverlaufs spürbar ist – nicht »in Watte«. Schon nach der ersten Kühlungsphase können behutsame Dehnübungen am Muskel einsetzen, spätestens aber nach 2 Tagen. **Anwendung** Dazu wird der Muskel für 7 bis 10 Sekunden in submaximaler, also weitgehend schmerzfreier Dehnposition gehalten, entspannt und nach 30 bis 60 Sekunden wieder gedehnt. Die Übungen sollten etwa 10-mal pro Tag (am besten aufgeteilt in 2 bis 3 Einheiten) wiederholt werden. Anschließend ist es gut, den Muskel noch einmal für 15 Minuten mit einem kalten Schwamm zu kühlen, um seine Spannung zu senken und ungünstige Hitzeentwicklungen im Gewebe zu verhindern.

Die optimale Wassertemperatur für das Kühlen erreicht man übrigens, wenn man in einer Kühlbox 2 Liter kaltes Leitungswasser mit 30 Eiswürfeln herunterkühlt. In den USA wurde für diese Prozedur der Begriff »Hot Ice« eingeführt.

## Lockere Aktivitäten

Zwei bis drei Tage nach Verletzungseintritt können wieder erste sportliche Aktivitäten erfolgen. Keine Schnellkraftübungen! Optimal sind Jogging und Radfahren auf dem Ergometer. Diese langsamen Tätigkeiten entspannen und verbessern die Durchblutung im gezerrten Muskel. Die Bewegungen dürfen aber keine Schmerzen verursachen!

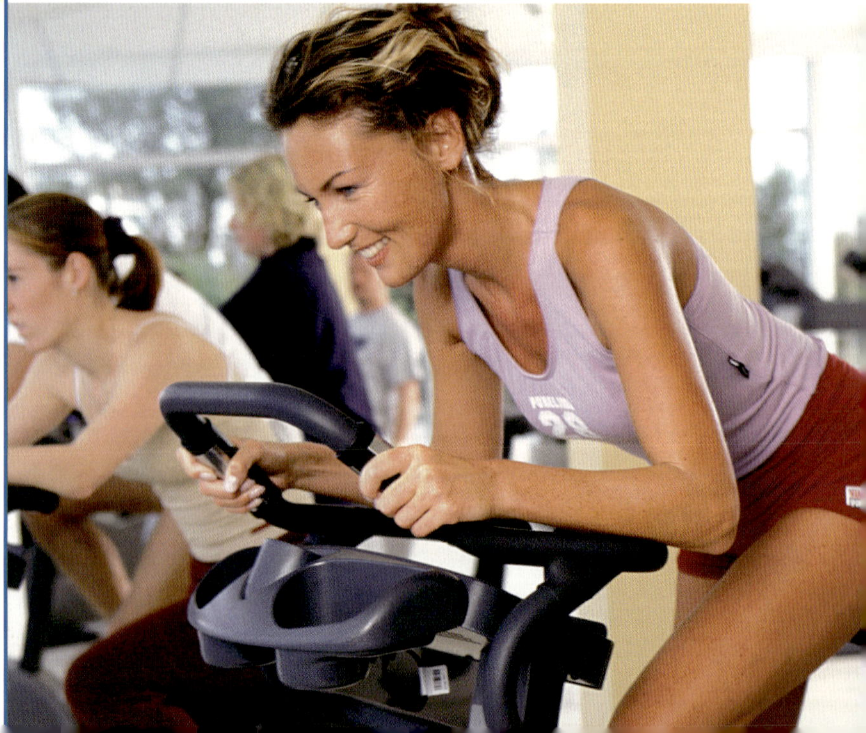

*Ergometertraining ist eine gute Möglichkeit, nach einer Zerrung wieder behutsam in Bewegung zu kommen.*

## Vorbeugen – so bleiben Sie gesund

- Ausgiebig aufwärmen! Vor sportlichem Training und Wettkampf müssen die Muskeln ausreichend erwärmt werden. Dazu gehören langsames Joggen von 10 bis 15 Minuten und anschließende Gymnastik. Wichtig: Sowohl das kräftige Nachwippen als auch das statische Stretching haben als Aufwärmmethoden wohl ausgedient, da sie in Studien keine Schutzeffekte für die Muskeln belegen konnten. Richtig: den Muskel in eine Dehnposition bringen und in dieser Position locker nachfedern. Das Gymnastikprogramm muss mehr oder weniger schmerzfrei sein, denn Schmerzen führen grundsätzlich zu einer Spannungserhöhung im Muskel.
- Richtige Kleidung! Zahlreiche Sportler machen sich im Trainingsanzug warm und ziehen sich – nicht nur im Winter – eine luftundurchlässige Regenkluft darüber, um möglichst schnell »auf Betriebstemperatur« zu kommen. Erst kurz vor dem Wettkampf wird die Aufwärmkleidung abgelegt. Dieses Procedere ist jedoch falsch, weil der Körper erst »hochgekocht« wird, um anschließend durch das Ablegen der Kleidung »schockgekühlt« zu werden. Richtig: Sobald sich beim Aufwärmen die ersten Schweißtropfen bilden, sollte die Trainingsbekleidung abgelegt und das weitere Aufwärmen im Wettkampfdress erfolgen.
- Nach besonders harten Wettkämpfen oder Trainingseinheiten empfiehlt sich das so genannte Cool-down: 5 bis 10 Minuten locker traben, die Muskeln behutsam dehnen. Das fördert die Regeneration der Muskulatur.

Fußballspieler sollten unter dem Trikot ein Netzhemd tragen. Diese Hemden saugen den kühlenden Schweiß auf, sodass die Rücken- und Bauchmuskeln warm bleiben.

## Magnesium

Das Mineral entspannt die Blutgefäße und fördert dadurch die Durchblutungssituation im verletzten Muskel. Sehr empfehlenswert sind

Bärlauch-Magnesium-Kapseln. Dosierung: 3 bis 4 Kapseln pro Tag im Akutstadium, später auf 2 Kapseln pro Tag (morgens und abends) reduzieren.

### Homöopathie

- Für die Akutbehandlung eignen sich am besten Traumeel-Tropfen. Dosierung: am ersten Tag jede Stunde 5 Tropfen, später 3-mal täglich 10 Tropfen.
- Für die Nachbehandlung hat sich Calcium carbonicum Hahnemanni D6 bewährt, vor allem, wenn der Muskel nachhaltig geschwächt zu sein scheint. Dosierung: 3-mal täglich 5 Globuli.

## Nasenbluten

Nach wie vor kann man beobachten, wie bei Nasenbluten der Kopf nach hinten gelegt wird, damit das Blut wieder zurückläuft. Tatsache ist freilich, dass das Blut nicht mehr in die Adern zurückkehren kann. Es fließt vielmehr die Luftwege und den Rachen hinunter – und das ist für den Betroffenen alles andere als angenehm.

### Symptome

- Mehr oder weniger starkes Bluten aus einem oder beiden Nasenlöchern

### Ursachen

Meist wird Nasenbluten durch äußere Faktoren wie Schläge, Tritte, Stürze, Balltreffer und Luftdruckveränderungen (beispielsweise beim Tauchen, Bergsteigen oder bei Flügen) hervorgerufen.

#### Organische Hintergründe

90 % gehen vom vorderen Teil der Nase aus, und zwar meist von der Nasenscheidewand. Bei solchen Verletzungen kann die Blutung relativ schnell gestoppt werden. Länger andauerndes Bluten, das auch nicht durch Erste-Hilfe-Maßnahmen gestoppt werden kann, wird in der Regel durch eine Verletzung im hinteren Teil der Nase hervorgerufen. In diesem Fall muss der Patient unbedingt ins Krankenhaus!

### Psychische Hintergründe

Bei Menschen mit anfälligen Blutgefäßen in der Nasenscheidewand ist das Nasenbluten ein Indikator für starken Stress und hohe psychische Spannungen. Denn da sich der Blutdruck aufgrund nervlicher Erregung erhöht, können die extrem feinen Gefäße in der Nasenscheidewand leicht platzen.

## Erste Hilfe – Druck

Stopfen Sie Watte in die Nase, dann drücken Sie bei aufgerichtetem Kopf die Nasenflügel zusammen. Vorher sollten Sie sich kurz die Nase putzen, um Schmutz und Blutklumpen hinauszubefördern, die möglicherweise das rasche Schließen der beschädigten Blutgefäße verhindern.

Durch das Andrücken beider Nasenflügel auf die Nasenwand (mit Daumen und Zeigefinger) können bereits viele Blutungen gestillt werden. Atmen Sie dabei durch den Mund!

## Erste Hilfe – Kühlung

Noch effektiver ist es, die Blutung per Kühlung zu stillen.

**Anwendung** Drücken Sie einen mit eiskaltem Wasser (Leitungswasser mit zerstoßenen Eiswürfeln) getränkten Schwamm auf die Nasenwurzel. Zusätzlich können Sie sich noch einen kalten Schwamm in den Nacken legen. Dauer der Anwendung: bis die Blutung gestillt ist.

## Akupressur

Wenn kein Nasenpfropfen und keine kalte Kompresse zur Verfügung steht, hilft Akupressur.

**Anwendung** Der Punkt für Nasenbluten liegt im Nacken, genau dort, wo die Wirbelsäule beginnt. Massieren Sie diesen Punkt mit Ihrem Zeigefinger in kreisenden Bewegungen, bis das Bluten aufhört.

Kommt es regelmäßig zu Nasenbluten, obwohl kein ersichtlicher Grund vorliegt, muss der Arzt aufgesucht werden!

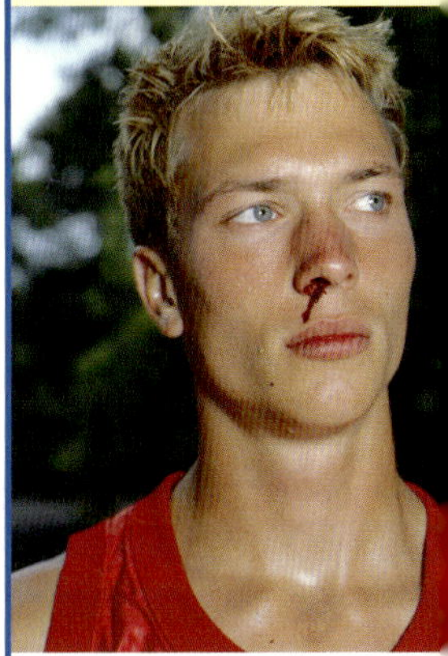

*Hinter häufigem Nasenbluten ohne Eiwirkung von außen kann auch eine ernsthafte Krankheit wie etwa Bluthochdruck stecken.*

### Der Löschblatttrick

Ein altes Hausmittel gegen Nasenbluten.

**Anwendung** Öffnen Sie den Mund, legen Sie ein Stück Löschblatt (ca. 1 mal 4 Zentimeter) hoch oben zwischen Oberlippe und Schneidezähne. Damit lösen Sie einen Reiz aus, durch den sich die kleinen Blutgefäße im Bereich Riechschleimhaut zusammenziehen.

### Vorbeugen –so bleiben Sie gesund

- **Hände weg von Aspirin und Azetylsalizylsäure, wenn Sie empfindliche Blutgefäße in der Nase haben! Denn das bekannte Schmerzmittel verdünnt das Blut und hemmt die Blutgerinnung.**
- **Achten Sie auf korrekte Sportkleidung (z. B. Helm) auch im Training!**

Beim Stehen ist der Druck auf die Bandscheiben deutlich höher als beim Sitzen. Auch die aufrechte Sitzhaltung mit durchgedrücktem Kreuz bringt kaum Entlastung. Laut einer wissenschaftlichen Studie werden dann die Rückenmuskeln verstärkt angespannt, die Schmerzneigung nimmt weiter zu.

## Rückenschmerzen

### Symptome

- Chronische oder akute Schmerzen im gesamten Rückenbereich
- Hexenschuss: Schmerzen schießen ins Kreuz hinein und blockieren die Lendenwirbelsäule
- Die Schmerzen können in Nacken und Kopf oder in die Beine ausstrahlen

### Ursachen

Etwa 30 % der Bevölkerung in Deutschland leiden unter Rückenschmerzen, die daraus entstehenden Kosten für Behandlung und Krankengeld belaufen sich auf fast 20 Milliarden Euro pro Jahr. Eine echte Volkserkrankung also, deren Bild jedoch immer noch von Vorurteilen geprägt wird.

## Organische Hintergründe

Schon das gängige Verständnis von den physiologischen Ursachen der Rückenschmerzen ist überholungsbedürftig. Denn hier bemühen Ärzte gerne das Bild vom »Verschleiß«, wonach sich die Bandscheiben zwischen den Wirbelkörpern im Lauf der Jahre immer weiter abnutzen, bis es zu Schmerzen kommt.

Aber: Befund und Befinden stimmen hierbei nur ausgeprochen selten überein. Die mittels Röntgenstrahlen, Computertomografie oder Kernspin entstandenen Bilder zeigen degenerative Wirbelsäulenveränderungen bei über 30 % der Patienten, obwohl diese überhaupt keine Beschwerden haben. Mit anderen Worten: Der Wirbelsäulenverschleiß mag wohl als weit verbreiteter Alterungsprozess nicht mehr zu leugnen zu sein, doch zur Erklärung von Rückenschmerzen taugt er nur wenig.

Vielmehr scheinen nach neuesten wissenschaftlichen Untersuchungen Rückenbeschwerden vor allem in muskulären Verspannungen begründet zu sein; und diese kommen entweder durch Bewegungsmangel oder – bei Sportlern – durch einseitige oder falsch ausgeführte Bewegungsabläufe zustande. Ein weiterer wichtiger Entstehungsfaktor ist die Psyche.

## Psychische Hintergründe

Eine große Untersuchung der Universität Halle ergab, dass sich unter Patienten mit Rückenschmerzen ausgesprochen viele so genannte »fröhliche und depressive Durchhalter« befinden. Darunter versteht man Menschen, die Probleme – also auch Krankheit und Schmerzen – gerne verdrängen.

Während der »fröhliche Durchhalter« seinen Kummer mit vordergründiger Lockerheit überspielt, neigt der »depressive Durchhalter« zu Fatalismus.

Immer noch werden massenweise Medikamente aus der Gruppe der nichtsteroidalen Antirheumatika (NSAR) verordnet – entzündungshemmende Mittel, die kein Kortison (= Steroid) enthalten, wie Diclofenac, Ibuprofen, Naproxen und ASS. Sie können bei akuten Beschwerden hilfreich sein, doch bei chronischen Verläufen sind ihre Chancen gering. Auch attackieren sie bei längerer Anwendung die Magenwände, sodass es dort zu Geschwüren und Blutungen kommen kann.

## Bloß keine Ruhe!

Bettruhe ist bei Rückenschmerzen, auch bei akuten Vorfällen wie etwa Ischiasproblemen und Hexenschuss, genau das Falsche. Denn Schonung verlängert den Krankheitsverlauf. Besser ist es, so weit wie möglich aktiv zu bleiben, um den natürlichen Heilprozess an der Wirbelsäule zu unterstützen.
Eine finnische Studie dokumentiert, dass langfristig diejenigen Rückenpatienten den besten Krankheitsverlauf zeigen, die trotz Schmerzen ihren gewohnten Alltagstätigkeiten nachgehen. Am schlechtesten ging es hingegen jenen Patienten, denen völlige Schonung und Bettruhe verordnet wurden.

## Teufelskralle

Die Wirksamkeit der Teufelskralle (Harpagophytum procumbens) bei Rückenschmerzen ist mittlerweile wissenschaftlich gut untermauert. Demnach enthält die aus Namibia stammende Wurzel ein Glykosid, das nicht nur gezielt in den für die Entstehung der Rückenschmerzen zuständigen Arachidonsäurestoffwechsel eingreift, sondern vom Körper auch überdurchschnittlich gut aufgenommen wird. Untersuchungen an der Universitätsklinik Frankfurt am Main ergaben, dass mit der Teufelskralle Bewegungseinschränkungen und Schmerzen zum Teil effektiver bekämpft werden als mit herkömmlichen Rheumamitteln; ihre Nebenwirkungen sind natürlich in jedem Fall geringer.

Präparate mit Teufelskralle: Allya, Cefatec, Flexiloges, Herbadon, Jucurba, Matai, Rivoltan, Sogoon, Teltonal, Ratiopharm – Teufelskralle.

**Anwendung** Bewährt hat sich Teufelskralle in Form von Tee: 1 Teelöffel der Wurzelstücke mit 250 Milliliter Wasser aufkochen und 15 Minuten lang bei geringer Hitze köcheln lassen. Danach abseihen. Dosierung: 3 Tassen pro Tag. Der Tee schmeckt allerdings ausgesprochen bitter. Geschmacksneutrale Präparate aus der Apotheke sind eine Alternative.

## Bockshornklee gegen Entzündungen

Auflagen mit Bockshornklee (Trigonella phoenum-graecum) stimulieren den Körper zur Ausschüttung von entzündungshemmenden Hormonen, außerdem enthält er Saponine, die dafür sorgen, dass seine Wirkstoffe auch in die tieferen Gewebeschichten in der Wirbelsäulenregion gelangen. Die Anwendung erfolgt am besten über Pulverauflagen, die man als Trigonella-Wärmeauflagen in der Apotheke erhält.

**Anwendung** Verrühren Sie das Bockshornkleepulver mit lauwarmem Wasser zu einer klebrigen Masse, die gleichmäßig auf einem Leinentuch verstrichen wird. Anschließend das Leinentuch zusammenfalten, sodass oben und unten 1 oder 2 Tuchlagen über dem Trigonella-Brei liegen. Schließlich diese Auflage auf den schmerzenden Rücken legen. Schon nach wenigen Minuten kommt es zu einem wohlig-wärmenden Gefühl. Dauer der Anwendung: 20 Minuten, 1-mal pro Tag.

## Homöopathie

- Rhus toxicodendron D12, wenn Sie sich überanstrengt oder Ihre Rückenbeschwerden infolge kalter Witterung zugezogen haben. Dosierung: 5 Globuli alle 30 Minuten, bis die Beschwerden deutlich nachgelassen haben.
- Bryonia D6, wenn sich Ihr Rücken steif und im Liegen wie gequetscht anfühlt. Dosierung: alle 30 Minuten 5 Globuli, nach dem 1. Tag 3-mal täglich 5 Globuli.
- Nux vomica D12, wenn sich Ihre Rückenschmerzen vor allem nachts im Bett bemerkbar machen und Sie sich vollständig aufrichten müssen, um die Liegeposition wechseln zu können. Dosierung: im Akutfall alle 30 Minuten 5 Globuli, ab dem nächsten Tag 3-mal täglich 5 Globuli.

Wenn ein Hexenschuss nach einigen Tagen der Selbstbehandlung nicht besser geworden ist, sollten Sie zur Diagnoseabsicherung (Vorsicht, Bandscheibenvorfall!) den Arzt aufsuchen.

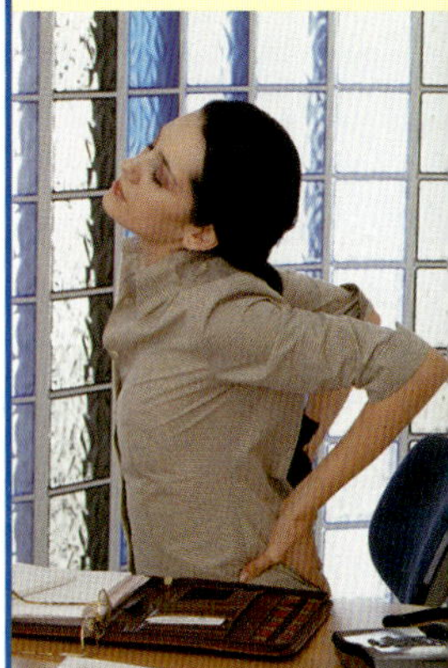

*Rückenbeschwerden haben sich leider zu einem regelrechten Alltagsleiden mit unzähligen Betroffenen entwickelt.*

Pfarrer Kneipp setzte bei Rückenbeschwerden auf die heilsamen Kräfte eines Heublumenbads. Setzen Sie hierfür 500 Gramm Heublumen in kaltem Wasser an, 30 Minuten lang ziehen lassen, dann abseihen. Geben Sie diesen Sud ins warme Badewasser.

## Vorbeugen – so bleiben Sie gesund

- Sorgen Sie für ein ausgewogenes Muskelkorsett! Denn gerade im Leistungssport kommt es oft zu so genannten muskulären Dysbalancen, die zu einer ungünstigen Belastung der Wirbelsäule führen. So leiden gerade Fußball- sowie Tennisspieler und Leichtathleten oft unter Verkürzungen der Hüftbeuger, während Bauch- und hintere Oberschenkelmuskeln zur Schwäche neigen. Folge: Die Hüfte ist permanent leicht gebeugt, es kommt zu einer »Delle« im Lendenwirbelbereich und Fehlbelastung der Bandscheiben. Die richtige Maßnahme: Streckung der Hüftbeuger, Kräftigung der Bauchmuskeln und der rückseitigen Oberschenkel. Es ist also keineswegs so, dass man zwingend die Rückenmuskeln kräftigen muss, wenn man etwas für seinen Rücken tun will.
- Wie für alle Sportverletzungen gilt natürlich auch für Rückenbeschwerden, dass sie sehr viel seltener auftreten, wenn man sich vor dem Sport sorgfältig aufwärmt.
- Heben Sie Lasten nicht »aus dem Kreuz«, sondern gehen Sie dabei in die Hocke! Sollte die vornüber gebeugte Haltung nicht zu vermeiden sein, achten Sie darauf, dass Ihre Beine etwas gebeugt sind und die Rückenmuskeln unter Spannung stehen.
- Wer auf psychischem Gebiet halsstarrig ist, erhöht auf dem psychosomatischen Weg das Risiko für Rückenbeschwerden. Fatalisten haben ebenfalls häufiger Rückenprobleme; Ähnliches gilt für krankhaft ehrgeizige Menschen. Es ist sicher nicht möglich, solche Charaktereigenschaften über Nacht abzustellen. Doch es lohnt sich, daran zu arbeiten. Denn die aufgezählten Psychomerkmale fördern nicht nur Rückenprobleme – sie machen uns auch das soziale Leben nicht leichter.

# Schleimbeutelentzündung

## Symptome

- Starke Schmerzen, die sich bei Bewegung und nachts verschlimmern – vor allem an Schultern, Ellbogen, Kniegelenk und Fersenbein
- Schwellung und starke Entzündung der betroffenen Stellen
- Bei Bewegung oft knirschende Geräusche

## Ursachen

Die Hauptursache sind mechanische Belastungen aufgrund von Stürzen oder einseitigen Bewegungen. Durch Bakterien verursachte Schleimbeutelentzündungen sind eher selten.

### Organische Hintergründe

Die flüssigkeitsgefüllten Schleimbeutel haben die Aufgabe, Reibungskräfte zu mindern und Druckbelastungen zu verteilen. Sie befinden sich zwischen Knochen und Sehnen, zwischen zwei Sehnen oder zwischen Knochen (bzw. Sehnen) und der darüber liegenden Haut. Mit anderen Worten: Der Schleimbeutel ist ein Schutzorgan, seine Entzündung gewissermaßen ein »Bauernopfer« des Körpers, um Schäden an wichtigeren Organen zu verhindern.

## Erste Hilfe – Kühlung

Nehmen Sie einen Schwamm, den Sie mit eiskaltem Wasser (beispielsweise einer Mischung aus leicht gesalzenem Leitungswasser und zerstoßenen Eiswürfeln) tränken. Legen Sie ihn auf die schmerzende Stelle, dann wird der Schwamm mit einer Idealbinde fixiert. Dauer der Kühlung: etwa 15 Minuten. Die Kühlung sollte in den ersten 5 Tagen zu Ihrer Standardbehandlung gehören. Man kann sie täglich 2-mal wiederholen.

Mitunter werden Schleimbeutelentzündungen durch Bakterien hervorgerufen, die auf dem Blutweg oder durch Hautverletzungen zum Schleimbeutel vordringen konnten. Hiervon sind besonders Fußballspieler betroffen, die auf Aschenböden spielen. Die bakterielle Bursitis muss in jedem Fall von einem Arzt behandelt werden!

## Salbenverband

Nach der Kälteanwendung machen Sie einen Salbenverband mit Beinwellsalbe (Kytta-Salbe).

**Anwendung** Verteilen Sie die Salbe großzügig auf die schmerzende Stelle, mit einem Mullstück abdecken, dann mit einem Verband fixieren. Tragen Sie den Verband mehrere Stunden lang, beispielsweise über Nacht.

## Kohlwickel

Ein altes und sehr bewährtes Hausmittel zur Entzündungshemmung sind Kohlauflagen.

**Anwendung** Dazu nehmen Sie frischen Weiß- oder Wirsingkohl. Waschen Sie den Kohl, entfernen Sie den Strunk und andere holzige Teile sorgfältig, verteilen Sie die Blätter auf ein warm angefeuchtetes Leinentuch, um sie mit einem Nudelholz plattzurollen. Die quasi gebügelten Blätter legen Sie auf die schmerzende Stelle, wo man sie mit einem Verband oder einer Binde nicht zu stramm fixiert. Belassen Sie die Kohlauflage für mindestens 2 Stunden (am besten aber über Nacht) dort.

Mit diesem alten Hausmittel bekommt man selbst hartnäckige Schleimbeutelentzündungen in den Griff.

Enzympräparate und Homöopathika können sich in ihrer Wirkung gegenseitig beeinträchtigen, sie sollten nicht miteinander kombiniert werden. Hier müssen Sie sich also entscheiden, welche Therapiemaßnahme Sie anwenden wollen!

## Ruhe

Der betroffene Körperteil muss möglichst lange ruhig gestellt werden – zumindest aber so lange, bis die Beschwerden deutlich abgenommen haben. Dann kann man langsam wieder mit den ersten Bewegungen beginnen.

Starten Sie zunächst mit gymnastischen Übungen, um die durch die Ruhigstellung verkürzten Muskeln allmählich wieder elastisch zu machen.

## Vorbeugen – so bleiben Sie gesund

- **Achten Sie bei Ihrem Sport auf die richtige Bekleidung (Helm, Schienbeinschoner, Schulterpolster etc.)! Ziehen Sie diese nicht nur beim Wettkampf, sondern auch beim Training an.**

## Enzyme

Zur Therapiebegleitung nehmen Sie Enzympräparate wie Wobenzym oder Phlogenzym ein. Dosierung: täglich 10 bis 12 Tabletten in 3 Portionen, jeweils 1 bis 2 Stunden vor den Mahlzeiten.

## Homöopathie

Ein Kombinationspräparat zur Behandlung von Schleimbeutelentzündungen ist Genucyl Ho-Len-Complex. Dosierung: 3-mal täglich 10 Tropfen.

Schürfwunden zeigen in der Regel nur eine geringe Blutung. Sollte es jedoch zu stärkeren Blutungen kommen, müssen Sie die Stelle unbedingt mit sterilem Mull abdecken und verbinden. Danach möglichst schnell zum Arzt!

# Schürfwunden

## Symptome

- Oberflächliche Hautabschürfungen, meist verursacht durch starke Reibungskräfte

## Ursachen

Die häufigste Ursache für Schürfwunden sind Stürze auf rauen und harten Unterlagen.

### Organische Hintergründe

Weil offene Wunden eine ideale Eintrittspforte für Erreger sind, versucht der Körper, sie möglichst schnell zu verschließen. Zunächst

*Macht jede Menge Spaß, kann aber auch jede Menge Schürfwunden mit sich bringen: Inlineskaten. Gerade bei solchen Sportarten ist die richtige Schutzkleidung besonders wichtig.*

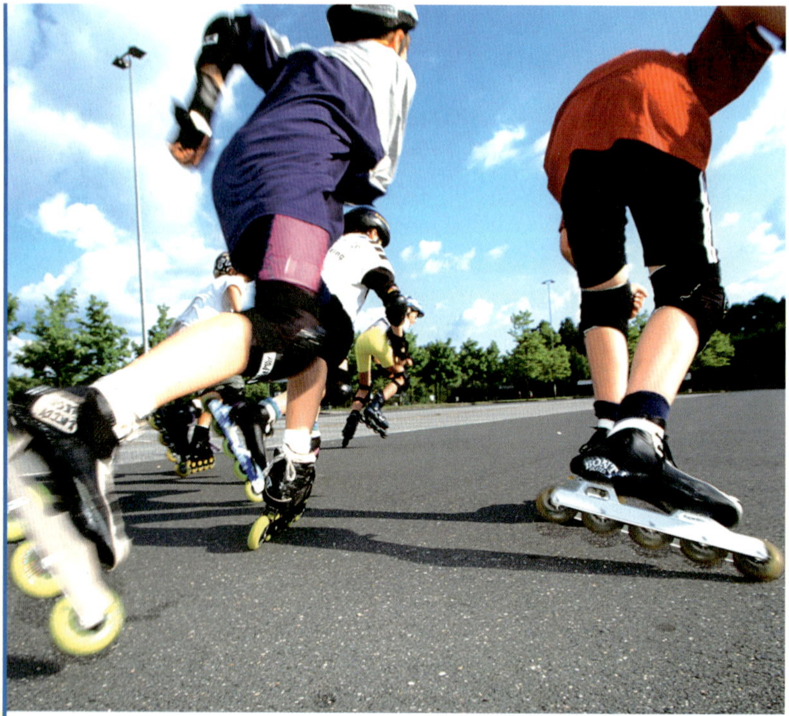

Achtung, Tetanus: Bei Auftreten einer Rötung oder Schwellung im Wundbereich, bei Fieber und einer Vergrößerung/Verhärtung der Lymphknoten in Leiste oder Achselhöhle unbedingt sofort zum Arzt!

sorgt die Blutgerinnung dafür, dass die Wundränder verkleben und ein schorfiger Belag die Blutung stillt. Dann wird die Durchblutung gesteigert, um Zelltrümmer und Fremdkörper abzutransportieren. Danach wird die Wunde mit einem provisorischen Gewebe versiegelt, das sich nach und nach in ein dauerhaftes Narbengewebe verwandelt.

## Erste Hilfe – Reinigung

Die Wunde muss gereinigt werden, um Infektionen vorzubeugen. Waschen Sie die Stelle gründlich mit klarem Wasser, versuchen Sie aber nicht, hartnäckige Verschmutzungen mit einem Schwamm oder Lappen auszuwischen oder mit einem harten Duschstrahl auszu-

spülen, denn die Schmutzpartikel können dadurch noch tiefer in die Wunde eindringen!
Besser: mit verdünntem Wasserstoffperoxid (3 %) aus der Apotheke die Wunde übergießen und ausspülen. Das Wasserstoffperoxid beginnt zu schäumen, sodass die Schmutzpartikel praktisch wie auf Luftpolstern aus der Wunde gespült werden.

## Nachversorgung

Nach der Reinigung die Wunde mit einer Aktivkohleauflage (z. B. Actisorb) abdecken. Sie wird mit Klebefolie oder einer elastischen Mullbinde befestigt.

Das Homöopathikum Symphytum D6 beschleunigt den Heilungsprozess der Haut. Dosierung: 3-mal täglich 5 Globuli.

## Kohlwickel

Ein sehr bewährtes Hausmittel zur Wundversorgung sind Kohlauflagen.
**Anwendung** Dazu nehmen Sie frischen Weiß- oder Wirsingkohl. Entfernen Sie den Strunk und andere holzige Teile, verteilen Sie die Blätter auf ein warm angefeuchtetes Leinentuch, um sie mit einem Nudelholz plattzurollen. Legen Sie die Blätter auf die Wunde, wo man sie mit einer Binde fixiert. Lassen Sie die Kohlauflage für mindestens 2 Stunden (besser noch über Nacht) auf der Wunde. Die Kohlwickel wirken schwellungs- und entzündungshemmend, außerdem fördern sie die Regenerationsprozesse in der Haut.

## Luft

Schürfwunden heilen am besten und schnellsten, wenn sie immer wieder Luft abbekommen. Allerdings: An Körperstellen, die normalerweise von Textilien bedeckt sind, sollten sie mit einem Pflaster oder einer Mullbinde abgedeckt sein, um ein erneutes Aufreiben zu verhindern.

## Vorbeugen – so bleiben Sie gesund

- **Achten Sie auf die richtige Bekleidung! Beim Fußball gehören Schienbeinschützer dazu, der Torwart sollte an allen neuralgischen Punkten (Hände, Ellbogen, Schultern, Knie, Hüfte) gut gepolstert sein. Ähnliches gilt natürlich auch für Inlineskater, Radfahrer und Eishockeyspieler.**
- **Beim Fußball haben sich Radlerhosen bewährt. Sie schützen die Oberschenkel vor Schürfwunden.**

Überprüfen Sie Ihre Bewegungsabläufe! Gerade bei Golf- und Tennisspielern werden Sehnenscheidenentzündungen oft durch falsche Bewegungsabläufe verursacht.

# Sehnenscheidenentzündung

## Symptome

- Befällt vor allem die Sehnen im Unterarm von Tennis-, Badminton- und Squashspielern
- Stadium 1: Die betroffene Sehne schmerzt nur nach schwerer und langer Anstrengung. In Ruhe verschwinden die Schmerzen langsam wieder
- Stadium 2: Die Schmerzen treten vor allem zu Beginn von sportlichen Bewegungsabläufen auf. Nach einer gewissen Aufwärmphase werden sie schwächer, doch nach Beenden des Sports und in der Nacht verschlimmern sie sich
- Stadium 3: Die Schmerzen werden chronisch und halten auch tagelang nach dem Sport an

## Ursachen

Bei der Sehnenscheide handelt es sich um einen Röhrenschutz für besonders stark beanspruchte und häufig geknickte Sehnen. Ihr Außenteil besteht aus einem spröden Gewebering, ihr Innenteil

sondert einen Schleim ab, damit die jeweilige Sehne besser gleiten kann. Die Sehnenscheide ist ein – im Prinzip sehr robustes – Schutzorgan. Ihre Verletzung ist ein deutlicher Hinweis auf starke Überlastungen und falsche Bewegungsabläufe. Der Sportler muss seine Bewegungen genauestens überprüfen und unbedingt ändern.
Sehnenscheidenentzündungen im Stadium zwei und drei sind ausgesprochen schmerzhaft. Dadurch beeinträchtigen sie den Bewegungsablauf, was sie wiederum zu einem großen Risiko für andere Verletzungen macht.

## Kälte

Kühlende Maßnahmen sind vor allem sinnvoll, wenn die Erkrankung noch im Anfangsstadium ist.
**Anwendung** Tränken Sie einen Schwamm in eiskaltem Wasser (am besten einer Mischung aus leicht gesalzenem Leitungswasser und zerstoßenem Eis). Deponieren Sie den Schwamm auf der schmerzenden Stelle, anschließend fixieren Sie ihn mit einer elastischen Binde. Achten Sie darauf, dass die Binde nicht zu fest sitzt und die Durchblutung zulässt. Sofern der Kühleffekt nachlässt, gießen Sie umgehend neues Wasser über die Binde. Dauer der Anwendung: 20 Minuten. Sie kann an den ersten 3 bis 5 Tagen bis zu 4-mal pro Tag wiederholt werden.

Vorsicht: Wenn Knöchel- und Handbandagen nicht richtig sitzen, schnüren sie lediglich die Sehnen ein, mit der Folge, dass es dort zu einer zusätzlichen Reizung kommt.

## Ruhe halten

Der betroffene Körperteil muss möglichst so lange ruhig gestellt werden, bis die Beschwerden deutlich abgenommen haben. Das kann bei Sehnenscheidenentzündungen, die das zweite oder dritte Stadium erreicht haben, durchaus einige Wochen dauern. Starten Sie nach der Pause zunächst einmal mit Gymnastik, um die durch die Ruhigstellung verkürzten Muskeln wieder elastisch zu machen.

## Vorbeugen – so bleiben Sie gesund

- **Grundsätzlich gilt für Sehnenscheidenentzündungen dasselbe wie für alle Sportverletzungen: Das Verletzungsrisiko sinkt, je besser der Sportler aufgewärmt ist.**
- **Kondition ist die wichtigste Grundlage für saubere Bewegungsabläufe. Wer zehn Jahre lang keinen Sport mehr gemacht hat, sollte sich zunächst eine konditionelle Grundlage (vor allem Kraft, Beweglichkeit und Ausdauer) verschaffen, bevor er mit technischen Disziplinen beginnt.**
- **Erlernen Sie die Bewegungsabläufe einer Sportart gewissenhaft und sehr genau. Wer sich beispielsweise Tennis, Squash oder auch Badminton nur mangelhaft selbst beibringt, wird aller Wahrscheinlichkeit nach schon bald Sehnenprobleme bekommen.**

In einer Studie an Patienten mit Sehnenschmerzen wurden 50 % mit echten Magnetfolien behandelt, 50 % mit Pseudomagneten. 70 % der Magnetgruppe berichteten von deutlichem Nachlassen der Schmerzen, im Unterschied zu 26 %, die Pseudomagneten erhielten.

## Mit Magneten heilen

Magneten haben bei Sehnenscheidenentzündung in allen Stadien gute Chancen. Sie verringern die Schwellung in der Sehnenscheide und sorgen auf diese Weise dafür, dass die Sehne wieder besser gleiten kann. In den USA ist die Zahl der Squash-, Tennis- und Golfspieler, die mit Magneten ihre Unterarmprobleme in den Griff bekommen haben, enorm. Die Wirksamkeit von Magnetfeldern auf den Heilungsverlauf von Sehnen- und Sehnenscheidenentzündungen ist mittlerweile auch klinisch belegt.

**Anwendung** Befestigen Sie 1 oder 2 wechselpolare Magnetfolien genau dort, wo die Sehne schmerzt. Als Alternative kommen aber auch magnetische Unterarmmanschetten in Betracht, die der Fachhandel mittlerweile zu bieten hat (»Elbow Support« oder – etwas kleiner – »Universal Elbow«, für das Handgelenk »Wrist Splint«).

## Homöopathie

- Arnica D6 mindert die Schwellung und sollte möglichst unmittelbar nach dem Training oder Wettkampf eingenommen werden. Dosierung: 3-mal täglich 5 Globuli.
- Rhus toxicodendron D6, wenn der Schmerz bei Bewegung schwächer wird. Dosierung: 3-mal täglich 5 Globuli.
- Ruta D6, wenn sich die Sehne anfühlt, als wenn sie verkürzt wäre. Dosierung: 3-mal täglich 5 Globuli.

Das gehört zur absoluten Pflichtübung beim Aufenthalt in der Sonne: ein Schutzmittel, das mindestens 15 Minuten vor dem Sonnenbaden aufgetragen wird.

# Sonnenbrand

## Symptome

- Die Haut ist rot, gespannt und heiß
- In schweren Fällen bilden sich Bläschen

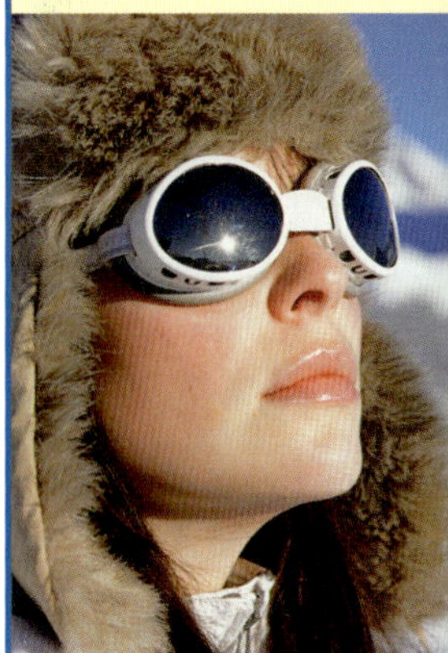

*Die Höhenstrahlung in den Alpen ist auch im Winter gefährlich. Schnee, Sand und Wasser können die UV-Strahlen ebenfalls deutlich verstärken.*

## Ursachen

Das Sonnenlicht enthält zwei Typen ultravioletter Strahlung: UV-A und UV-B. UV-A gilt als Hautbräuner, während UV-B recht schnell zu Hautirritationen führt. Darüber hinaus produziert die Sonne mit ihren Infrarotstrahlen eine Hitze, die der Haut Feuchtigkeit entzieht und sie dadurch anfälliger für Entzündungen macht.

### Organische Hintergründe

Menschen haben verschiedene Hauttypen und reagieren auf UV-Strahlen daher sehr unterschiedlich:

- Typ I – weiche und blasse Haut, rötliche Haare – darf lediglich für fünf bis zehn Minuten ungeschützt in der Sonne bleiben, danach bekommt er einen Sonnenbrand.
- Typ II – helle Haut, blonde bzw. braune Haare – hat eine Eigenschutzzeit von 10 bis 20 Minuten.

- Typ III – hellbraune Haut, blonde bzw. braune Haare – hat eine Eigenschutzzeit von 20 bis 30 Minuten.
- Typ IV – hellbraune (»wettergegerbte«) bis olivfarbene Hautfarbe, dunkle Haare – darf immerhin 30 bis 45 Minuten ungeschützt in der Sonne bleiben.

Schätzen Sie Ihren Hauttyp realistisch ein. Viele Menschen halten ihre Haut fälschlicherweise für sonnenrobuster, als sie wirklich ist. Dabei ist es kein Zeichen von Schwäche, wenn Ihre Haut blass und sonnenempfindlich ist!

## Vorbeugen – so bleiben Sie gesund

- Sonnenschutzmittel: Sie sind bei längeren Aufenthalten in der Sonne unentbehrlich. Allerdings sind die auf den Packungen angegebenen Lichtschutzfaktoren ungenau. Lichtschutzfaktor 10 heißt normalerweise, dass man mit dem Mittel zehnmal so lange in der Sonne bleiben darf wie ohne Sonnenschutz. Doch beim Ermitteln des Faktors kommt es, wie die Stiftung Warentest festgestellt hat, immer wieder zu Ungenauigkeiten. Außerdem bezieht sich der Lichtschutzfaktor nur auf die Problematik des Sonnenbrands, nicht aber auf Hautkrebs – und dessen Risiko steigt schon bei erheblich geringeren Strahlenbelastungen. Wählen Sie also Lichtschutzmittel mit hohen Schutzfaktoren, doch nehmen Sie die Zahlenangaben nicht wörtlich. Wer Lichtschutzfaktor 10 aufträgt, sollte sich trotzdem nicht 10-mal so lange wie sonst in der Sonne aufhalten!
- Rechtzeitig eincremen! Sonnenschutzmittel brauchen in der Regel mindestens 15 Minuten, bis sie ausreichend in die Haut eingedrungen sind und dort ihre Wirkung entfalten können. Wer sich also erst dann eincremt, wenn er bereits am Strand liegt, setzt seine Haut immerhin eine Viertelstunde ungeschützt der Sonne aus – und diese Zeit reicht oft schon, um sich ernsthaft zu verbrennen.
- Baden reduziert die Wirkung von Sonnenschutzmitteln! Die Hersteller testen ihre Produkte zwar auf Wasserfestigkeit, doch erfolgen diese Tests in

## Gerstenölgranulat

Die sonnengeschädigte Haut benötigt viel Vitamin E und C. Verzehren Sie daher möglichst viel frisches Obst und Gemüse. Zusätzlich nehmen Sie am 1. Tag 2 Teelöffel, vom 2. bis 4. Tag je 1 Teelöffel Gerstenölgranulat ein. Sie erhalten es in der Apotheke.

der Regel mit Süß- anstatt mit Salzwasser, und das löst die Sonnenschutzmittel erheblich leichter aus der Haut heraus. Ganz zu schweigen davon, dass beim Abtrocknen nach dem Baden große Mengen an Hautschutzmitteln einfach abgerubbelt werden, was in den Tests zur Wasserfestigkeit ebenfalls nicht berücksichtigt wird.

- Ab in den Schatten! Wer sich wirklich zuverlässig vor Sonnenbrand und Hautkrebs schützen will, sollte den Schatten suchen.
- Auch Kleidungsstücke können schützen, wobei es ohne große Bedeutung ist, ob sie aus Synthetik- oder aus Naturmaterialien hergestellt sind. Dermatologen der Uniklinik Bochum testeten verschiedene Kleidungsstücke im Hinblick auf ihren Sonnenschutz und stellten dabei fest, dass die Lichtdurchlässigkeit weniger vom Material als von der Webart abhängt. Demnach kann man mit einem billigen Baumwoll-T-Shirt ohne weiteres einen Sonnenbrand bekommen, während ein hochwertiges Kunstfaserhemd einen durchaus wirksamen Sonnenschutz gewährleisten kann. Weiterhin ist zu beachten, dass helle und nasse Textilien mehr UV-Strahlen durchlassen als dunkle und trockene Kleidungsstücke. Wer also viel schwitzt, sollte schon allein aus Sonnenschutzgründen öfter das T-Shirt wechseln. Der Schutzfaktor der Textilien lässt sich außerdem durch die Verwendung von Waschmitteln steigern, die beim Waschprozess einen so genannten UV-Absorber an die Textilfaser abgeben.

Braun gebrannte Körper gehören heute zu den Schönheitsidealen, doch deswegen stehen sie noch lange nicht für Fitness und Gesundheit. Man hat schon viele blasse Athleten gesehen, die Weltklasseleistungen erbrachten – und viele »braune Bomber«, die leistungsmäßig stark enttäuschten.

## Quarkwickel

**Anwendung** Mischen Sie den Quark mit etwas Buttermilch, und streichen Sie ihn auf ein Leinentuch, das Sie – mit der Quarkseite zur Haut – auf die geröteten Stellen legen. Dauer der Anwendung: 20 bis 30 Minuten, 3-mal pro Tag. Wechseln Sie den Wickel, wenn Sie merken, dass er wärmer wird.

## Salatwickel

**Anwendung** Geben Sie die Blätter des Kopfsalats in siedendes Wasser; etwa 5 Minuten köcheln lassen. Dann abkühlen lassen und die nassen Blätter direkt auf die entzündete Haut legen. Diese Salatwickel kühlen und geben Ihrer Haut Feuchtigkeit und wichtige Nährstoffe zurück.

So testen Sie, ob Sie am Tennisarm leiden: Legen Sie die Hand – Handrücken nach oben – auf einen Tisch. Versuchen Sie dann, Zeige- und Mittelfinger gegen den leichten Widerstand Ihrer anderen Hand anzuheben. Wenn es auf der Ellbogenaußenseite schmerzt, haben Sie höchstwahrscheinlich einen Tennisarm.

## Viel trinken

Sonnenbrand ist auch ein Zeichen für akuten Wasserverlust. Deshalb müssen Sie viel trinken, am besten eine Mischung aus Fruchtsaft und Mineralwasser (im Verhältnis 1 : 2 oder 1 : 3).

# Tennisarm

## Symptome

- In den Unterarm ausstrahlende Schmerzen am äußeren Ellbogen, die sehr heftig sein können
- Der Unterarm kribbelt, seine Muskulatur wird relativ schnell müde

## Ursachen

Beim Tennisarm handelt es sich um eine Entzündung am Ursprung der Handgelenkmuskeln durch Überlastung und/oder falsch ausgeführte Bewegungsabläufe im Ellbogen- und Handgelenk. Die Entzündung kann sich auf die dortigen Sehnen oder Sehnenscheiden beschränken, sie kann aber auch auf den angrenzenden Schleimbeutel ausstrahlen.

### Psychische Hintergründe

Der Tennisarm kann auch erfahrene Sportler treffen – etwa wenn sie in eine Formkrise geraten sind. Hier führt dann das mangelnde Selbstbewusstsein zur Verkrampfung, die Hände greifen den Schläger stärker als sonst und setzen dadurch die Sehnen einer deutlich stärkeren Belastung aus.
Viele Tennisspieler ziehen jedoch den Umkehrschluss und führen ihre Formkrise auf die Entzündung im Ellbogen zurück.

## Erstversorgung

Zunächst einmal gilt es, den betroffenen Arm ruhig zu stellen. Dann wird gekühlt.
**Anwendung** Vermischen Sie dazu 1/2 Liter eiskaltes Wasser mit 1 bis 2 Esslöffeln der Arnikalösung »Hyzum«. Einen Schwamm damit tränken, auf die schmerzende Stelle drücken und mit einer Idealbinde am Unterarm fixieren. Wenn sich der Schwamm erwärmt, sofort wieder kaltes Wasser nachgießen. Dauer der Anwendung: 10 bis 15 Minuten, 2-mal pro Tag. Diese Behandlung empfiehlt sich besonders, wenn sich die Schmerzen spontan entwickelt haben. Bei chronischem Tennisarm bleibt sie hingegen meist wirkungslos.

## Bienengiftsalbe und Eis

Bienengiftsalbe zieht die Entzündung aus dem Körper, die anschließende Eisabreibung »versiegelt« die gereizten Blutgefäße und Nerven. Eine Behandlung, die auch bei chronischem Tennisarm helfen kann.
**Anwendung** Bestreichen Sie die schmerzende Stelle mit Bienengiftsalbe, und wickeln Sie einen wärmenden Verband um den Ellbogen.

Salbenprodukte mit Bienengift: Forapin E und Apisarthron. Bei bestehender Allergie gegen Bienengift dürfen diese Salben natürlich nicht angewendet werden!

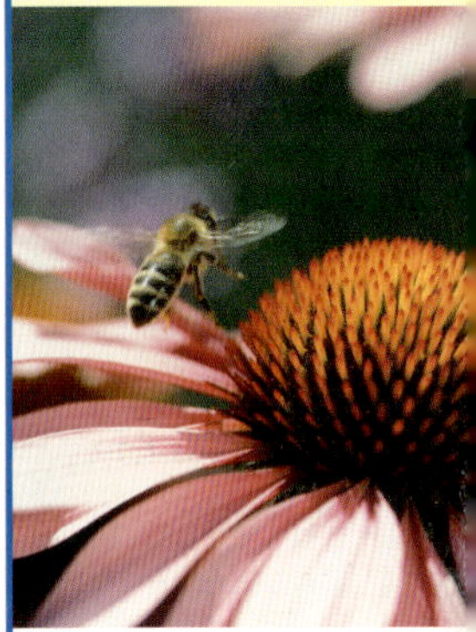

*Auch Bienenprodukte gehören zu den bewährten natürlichen Heilmitteln.*

Magnete gehören zu den alternativen Heilmethoden, deren schmerzhemmende Wirkung wissenschaftlich gut dokumentiert ist. Allerdings gilt dies nur für die Magnetfolien, auf denen die Magnetfelder im ständigen Polwechsel angeordnet sind. Man erhält sie in der Apotheke (LiTai, Bioflex) oder im Direktversand (Nikken).

Nach 30 Minuten den Verband entfernen. Reiben Sie jetzt die Stelle 10 Minuten lang mit Eis ab. Am besten, indem Sie Wasser in einem Joghurtbecher eingefroren haben und das Eis – wie bei einem Lippenstift – langsam aus dem Becher herausdrücken. Wiederholen Sie die Anwendung mindestens 2-mal pro Tag.

## Bockshornklee

Eine weitere Möglichkeit sind Auflagen aus Bockshornklee. Seine Steroidsaponine wirken ähnlich wie Kortison, allerdings ohne dessen Nebenwirkungen. Die Anwendung erfolgt über Trigonella-Wärmeauflagen aus der Apotheke.

**Anwendung** Das Pulver wird mit handwarmem Wasser zu einem Brei verrührt, der breitflächig auf einem Leinentuch verstrichen wird. Dann das Tuch – mit der Breiseite nach unten – auf das schmerzende Ellbogengelenk legen, mit einem Handtuch umwickeln. 20 Minuten lang einwirken lassen, danach den Umschlag entfernen. 1- bis 2-mal pro Tag anwenden.

## Heilmagnete

Gerade bei hartnäckigen Sehnenverletzungen besitzen Magnete realistische Heilungschancen, da sie auch in tieferen und schlecht durchbluteten Gewebeschichten wirken.

**Anwendung** Sie erfolgt über wechselpolare Magnetfolien, die Sie direkt auf der schmerzenden Stelle befestigen. Wichtig: Tragen Sie die Folien so lange wie möglich. Am besten entfernt man sie nur, wenn man sich waschen will.

## Enzyme

Zur Unterstützung der Behandlung empfehlen sich entzündungshemmende Enzympräparate: Wobenzym oder Phlogenzym. Dosie-

## Vorbeugen – so bleiben Sie gesund

- Erlernen Sie die Bewegungsabläufe einer Sportart gewissenhaft und sehr genau! Wer sich beispielsweise Tennis, Squash, Badminton u. Ä. nur rudimentär beibringt, wird schon bald Sehnenprobleme bekommen.
- Gehen Sie Schritt für Schritt vor! Erst müssen Sie beim Tennis das Grundlinienspiel beherrschen, bevor Sie zum Volleyspiel ans Netz vorrücken dürfen.

Oft hat der Tennisarm seine Ursache in einer Abweichung am fünften und sechsten Halswirbel. Bei anhaltenden, therapieresistenten Beschwerden sollte daher eine Röntgenaufnahme von diesem Bereich gemacht werden.

rung: 10 bis 12 Tabletten pro Tag, verteilt auf 3 Einheiten, jeweils 1 Stunde vor den Mahlzeiten.

### Homöopathie

Ein Kombinationspräparat zur Behandlung des Tennisarms ist Genucyl Ho-Len-Complex. Dosierung: 3-mal täglich 10 Tropfen. Es sollte allerdings nicht zusammen mit den oben erwähnten Enzympräparaten zum Einsatz kommen.

## Zehennagel, eingewachsener

### Symptome

- Längsseitiger Nageleinwuchs, der auch ans Nagelbett stoßen kann
- Entzündung des umliegenden Gewebes, in schlimmen Fällen Eiterausfluss
- Vorkommen: meist am großen Zeh, mitunter auch am kleinen

### Ursachen

Eingewachsene Zehennägel gehören zu den häufigsten Sportlerkrankheiten. Besonders oft betroffen sind Sportkletterer und Fußballer. Zu den weit verbreiteten Ursachen gehört auch das runde Abschneiden der Fußnägel.

## Den Nagel aus der Klemme holen

Baden Sie Ihren Fuß in warmem Wasser, um die Nagelsubstanz aufzuweichen. Danach abtrocknen und behutsam ein kleines Stück Watte unter den eingewachsenen Nagel schieben. Die Watte hebt den Nagel an, sodass er besser aus dem Gewebe herauswachsen kann. Wechseln Sie die Watte mindestens 1-mal pro Tag; desinfizieren Sie die Stelle (beispielsweise mit einer Mischung aus 10 Teilen Olivenöl und 1 Teil Teebaumöl), um eine Entzündung zu vermeiden.

Es kann immer wieder passieren, dass man einen Zehennagel zu kurz abschneidet. In diesem Fall sollte das Nagelende mit einer Feile »entschärft« werden.

## Homöopathie

- Hepar sulfuris D3 hilft bei entzündeten Nägeln mit Eiterbildung. Dosierung: 3-mal täglich 5 bis 8 Globuli.
- Silicea D6 regeneriert das geschädigte Gewebe am Nagelrand. Es sollte erst eingenommen werden, wenn sich kein Eiter mehr bildet. Dosierung: 3-mal täglich 5 Globuli.

## Vorbeugen – so bleiben Sie gesund

- **Bergwanderer leiden besonders oft an eingewachsenen Fußnägeln, weil sie vergessen, dass ihr Fuß beim Abwärtslaufen in die Schuhspitze gepresst wird. Achten Sie daher beim Schuhkauf darauf, dass Ihre Zehen bei abschüssiger Wegstrecke noch genügend Platz haben.**
- **Die Nägel wöchentlich schneiden. Weichen Sie die Füße vorher in warmem Wasser ein. Der Schnitt erfolgt nicht etwa rund, sondern immer gerade – also parallel zur Zehenspitze!**

# Register

**Impressum**

© 2004 by Südwest Verlag, einem Unternehmen der Verlagsgruppe Random House GmbH, München



**Projektleitung**
Ernst Dahlke
**Redaktion**
Nicola von Otto
**Bildredaktion**
Tanja Nerger
**Produktion, Grafik**
v|Büro – Jan-Dirk Hansen, München
**Reproduktionen**
Artilitho, Trento
**Druck und Bindung**
Alcione, Trento

Printed in Italy
Gedruckt auf chlor- und säurearmem Papier

ISBN 3-517-06753-9

817 2635 4453 6271

## Über die Autoren

*Dieter Trzolek,* Heilpraktiker und Physiotherapeut, arbeitet seit über 20 Jahren für die Fußballprofis von Bayer 04 Leverkusen. Er begleitete auch die koreanische Fußballnationalmannschaft zu drei Weltmeisterschaften. Als energischer Gegner von radikalen Methoden der Sportmedizin setzt er in der Betreuung seiner Athleten schon lange auf sanfte Therapien aus der Naturheilkunde.

*Dr. Jörg Zittlau,* Philosoph und Sportmediziner, forschte und lehrte an deutschen Hochschulen. Seit 1992 arbeitet der ehemalige Leichtathlet als Wissenschaftsjournalist mit den Schwerpunkten Naturheilverfahren, Ernährung und Psychologie. Beim Südwest Verlag erschienen von ihm die beiden Klassiker »Hausmittel« und »Praxisbuch der gesunden Ernährung«.

## Bildnachweis

Beat Ernst, Basel: 55, 59, 73; Birkenholz Alescha, München: 83; Jump, Hamburg: 3, 17, 35, 70 (Annette Falck), 60, 77, 148, 160 (Kristiane Vey); Mauritius-Bildagentur, Mittenwald: 14, 88 (Stock Image), 64, 155 (age fotostock), 105 (Auli), 112 (Reinhard); Superbild, München: U1 re., 9 (B.S.I.P); Südwest Verlag, München: U1 li., 2, 36, 134 (Nicolas Olonetzky), 23 (Wolfgang Feiler), 27 (Ingolf Hatz), 29 (Michael Holz), 110 (Claudia Rehm/Achim Sass), 120 (Matthias Tunger), 126 (Michael Nagy), 132 (Susanne Kracke); Zefa, Düsseldorf: 45 (S. Wiebkin), 151(R. Holz), 165 (A. Inden), 169 (M. Botzek)

## Hinweis

Das vorliegende Buch ist sorgfältig erarbeitet worden. Dennoch erfolgen alle Angaben ohne Gewähr. Weder Autoren noch Verlag können für eventuelle Nachteile oder Schäden, die aus den im Buch gegebenen praktischen Hinweisen resultieren, eine Haftung übernehmen.